全国中等医药卫生职业教育"十二五"规划教材

优殆理论与技术

（供口腔修复工艺技术专业用）

总 主 编　牛东平（北京联袂义齿技术有限公司）

副总主编　原双斌（山西齿科医院）

主　　编　原双斌（山西齿科医院）

副 主 编　贺志芳（山西齿科医院）

编　　委（以姓氏笔画为序）

　　　　　王明鹤（郑州市卫生学校）

　　　　　石丽敏（山西齿科医院）

　　　　　赵　创（北京联袂义齿技术有限公司）

　　　　　原　琴（山西齿科医院）

　　　　　魏利杉（北京联袂义齿技术有限公司）

中国中医药出版社

·北　京·

图书在版编目（CIP）数据

优𬌗理论与技术／原双斌主编．—北京：中国中医药出版社，
2014.8（2021.9重印）

全国中等医药卫生职业教育"十二五"规划教材

ISBN 978-7-5132-1808-5

Ⅰ.①优… Ⅱ.①原… Ⅲ.①义齿学－中等专业学校－教材

Ⅳ.①R783.6

中国版本图书馆CIP数据核字（2014）第029714号

中 国 中 医 药 出 版 社 出 版

北京经济技术开发区科创十三街31号院二区8号楼
邮政编码　100176
传真　010 64405721
河北品睿印刷有限公司印刷
各地新华书店经销

*

开本 787×1092　1/16　印张 10　字数 219 千字
2014年8月第1版　2021年9月第3次印刷
书　号　ISBN 978-7-5132-1808-5

*

定价 50.00 元

网址　www.cptcm.com

如有印装质量问题请与本社出版部调换（010 64405510）
服务热线　010 64405720
购书热线　010 64065415　010 64065413
微信服务号　zgzyycbs
书店网址　csln.net/qksd/
官方微博　http://e.weibo.com/cptcm

全国中等医药卫生职业教育"十二五"规划教材
专家指导委员会

前　言

"全国中等医药卫生职业教育'十二五'规划教材"由中国职业技术教育学会教材工作委员会中等医药卫生职业教育教材建设研究会组织，全国120余所高等和中等医药卫生院校及相关医院、医药企业联合编写，中国中医药出版社出版。主要供全国中等医药卫生职业学校护理、助产、药剂、医学检验技术、口腔修复工艺专业使用。

《国家中长期教育改革和发展规划纲要（2010－2020年）》中明确提出，要大力发展职业教育，并将职业教育纳入经济社会发展和产业发展规划，使之成为推动经济发展、促进就业、改善民生、解决"三农"问题的重要途径。中等职业教育旨在满足社会对高素质劳动者和技能型人才的需求，其教材是教学的依据，在人才培养上具有举足轻重的作用。为了更好地适应我国医药卫生体制改革，适应中等医药卫生职业教育的教学发展和需求，体现国家对中等职业教育的最新教学要求，突出中等医药卫生职业教育的特色，中国职业技术教育学会教材工作委员会中等医药卫生职业教育教材建设研究会精心组织并完成了系列教材的建设工作。

本系列教材采用了"政府指导、学会主办、院校联办、出版社协办"的建设机制。2011年，在教育部宏观指导下，成立了中国职业技术教育学会教材工作委员会中等医药卫生职业教育教材建设研究会，将办公室设在中国中医药出版社，于同年即开展了系列规划教材的规划、组织工作。通过广泛调研、全国范围内主编遴选，历时近2年的时间，经过主编会议、全体编委会议、定稿会议，在700多位编者的共同努力下，完成了5个专业61本规划教材的编写工作。

本系列教材具有以下特点：

1. 以学生为中心，强调以就业为导向、以能力为本位、以岗位需求为标准的原则，按照技能型、服务型高素质劳动者的培养目标进行编写，体现"工学结合"的人才培养模式。

2. 教材内容充分体现中等医药卫生职业教育的特色，以教育部新的教学指导意见为纲领，注重针对性、适用性以及实用性，贴近学生、贴近岗位、贴近社会，符合中职教学实际。

3. 强化质量意识、精品意识，从教材内容结构、知识点、规范化、标准化、编写技巧、语言文字等方面加以改革，具备"精品教材"特质。

4. 教材内容与教学大纲一致，教材内容涵盖资格考试全部内容及所有考试要求的知识点，注重满足学生获得"双证书"及相关工作岗位需求，以利于学生就业，突出中等医药卫生职业教育的要求。

5. 创新教材呈现形式，图文并茂，版式设计新颖、活泼，符合中职学生认知规律及特点，以利于增强学习兴趣。

6. 配有相应的教学大纲，指导教与学，相关内容可在中国中医药出版社网站

（www. cptcm. com）上进行下载。本系列教材在编写过程中得到了教育部、中国职业技术教育学会教材工作委员会有关领导以及各院校的大力支持和高度关注，我们衷心希望本系列规划教材能在相关课程的教学中发挥积极的作用，通过教学实践的检验不断改进和完善。敬请各教学单位、教学人员以及广大学生多提宝贵意见，以便再版时予以修正，使教材质量不断提升。

中等医药卫生职业教育教材建设研究会

中国中医药出版社

2013 年 7 月

编写说明

　　本教材是中国职业技术教育学会教材工作委员会中等医药卫生职业教育教材建设研究会组织的"全国中等医药卫生职业教育'十二五'规划教材"，是根据"全国中等职业教育教学改革创新工作会议"的精神，为适应我国中等医药卫生职业教育发展的需要，培养21世纪技能型高素质劳动者而编写的规划教材。本教材供中等医药卫生院校的口腔修复工艺技术专业使用。

　　近年来，随着我国经济的发展，口腔修复工艺技术专业得到迅速发展，很多院校都增设了该专业，但口腔修复工艺技术专业的职业教育水平远远落后于义齿加工技术的进步。在这一形势下，编写一套符合培养目标的教材就显得十分迫切和重要。

　　本教材注重将𬌗学知识与生产实践相结合，较全面地介绍了咀嚼系统的构成、牙列的形态与功能、静态𬌗与动态𬌗的基本特征、制作优𬌗义齿所需要的信息，以及𬌗架的种类、结构和使用方法等，并首次在国内教材中介绍了运用𬌗罗盘来指导𬌗面功能性成形的滴蜡技术。本教材采用了大量插图和彩色照片，实验教程按实际操作步骤，采用了一步一照片的方法，便于教师教学和学生自学。

　　参加本教材编写的有原双斌、贺志芳、赵创、原琴、魏利杉、石丽敏、王明鹤。在编写过程中，得到各参编单位的大力支持和全体编者的通力合作，得到北京联袂义齿技术有限公司的全面支持，王收年绘制了大量插图，山西齿科医院的段小丽为本教材的编写也付出了辛勤的劳动，在此一并表示感谢。

　　在编写过程中，限于编者的水平和其他困难，书中难免会有疏漏之处，恳请各院校同行和广大读者提出宝贵意见，以便再版时修订提高。

《优𬌗理论与技术》

编委会

2014年7月

目　录

第一章 绪 论

一位牙科技工大师的忠告

在牙科技术行业中，越是从工匠性工作过渡到艺术性工作，事情就越变得更加多样化、有趣化。人们发明了多种多样的方法、工艺、材料、工具和仪器，以便能制作出越来越好、越来越漂亮和仿真的义齿。牙科技工对自己要求越严，就能更深入地从纯技术加工阶段步入技术＋艺术加工阶段。技工不应该把制造模型、弯制卡环或者制作模铸义齿看做是简单的成形加工，否则不利于发展自己的技术。机器制造工程师根据用途和功能来设计机器，建筑师在设计建筑物时，除了满足使用要求外，还要考虑艺术性。牙科技工在制作义齿时，同样要兼顾功能和美观。牙科技术大师的成功一方面基于天才，另一方面则依靠勤奋。他们都是肯学习又善于学习的人。锲而不舍和脚踏实地地工作是在专业上迅速成长的前提。如果有谁认为我经常对读者进行道德说教，以便使人走正路，那么我想对他说，只有清醒地认识到自己所从事的重要工作并具有负责态度的人，才能成为一个好的牙科技工。

——汉斯·凯撒（德）

如果把口腔修复工艺技术专业比喻成一架马车（图 1-1），那么一个车轮是"材料学"，另一个车轮是"牙体形态与功能"及"优𬌗理论与技术"，车架是工艺技术，作为车轮其重要性是不言而喻的。

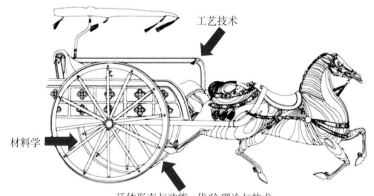

图 1-1 口腔修复工艺技术专业结构

人类牙齿𬌗面在进化中形成了以下特点：能以最高的效率把食物磨碎。我们后牙的𬌗面并不平整，尖、嵴、沟、窝纵横交错，错落有序。当下颌做复杂的开口、闭口、侧方和回中运动时，在𬌗面尖和嵴窝之间发生许多特定的接触，完成着每天大约 3000 次的咀嚼运动，同时上、下颌牙间有 0.01mm 的敏感度，我们却没有任何坎坷不平的感觉。回想一下在吃东西的时候，是否有感到咀嚼无力，需要休息才能继续咀嚼的经历？这是因为牙齿采用了一种不知疲倦、乐此不疲地工作方式来满足我们的口福。

学习本课程，必须从学习"𬌗"开始。通常"𬌗"被定义为：上下颌牙齿之间的一切接触关系。那我们为什么不叫"𬌗学"呢？

口腔学科中，专门研究咀嚼器官功能性关系的分支，被称为"𬌗学"。它并非是一个孤立的与其他学科缺少联系的纯技术的学科，而是涉及整个口腔治疗学及许多领域的学科，如口腔修复学、口腔正畸学、牙周病学、颞下颌关节病学等学科。口腔修复工艺技术专业同样也与上述学科一一相关。只不过由于专业特点，所涉及的范围更多集中在有关义齿的制作方面，主要是必须掌握的与"𬌗"有关的知识与技能。这部分内容曾被称为"实用𬌗学"或"应用𬌗学"。后来经过研究，对本专业来讲，𬌗最本质的东西还是体现在如何能使义齿高效、顺畅、省力地把食物磨碎。在德国专业书上也把与此相关的理论称为"优𬌗"（优质咬合关系的意思），所以我们最终选择了这一名称。

一、学习优𬌗理论的意义

要回答这一问题，首先要明白牙齿是口颌系统中的一个元素，当它缺失后会发生些什么？

如果单颌或上下两颌的许多或全部牙齿缺失，患者不仅失去某些功能（例如咬断、咀嚼等），而且也失去了可靠的𬌗。咀嚼系统是一个统一的整体，它由牙齿、牙周膜、颌骨、颞下颌关节、韧带、肌肉和神经组成。此系统内任何环节损坏后整个系统就会陷入混乱。牙齿常常因为龋病、外伤、牙周病等原因受到损伤，是咀嚼系统内最容易出现问题的环节。牙列不全，有时只是缺一个牙，往往就是紊乱的开始，此紊乱会扩展到整个咀嚼系统的各部分。例如，牙脱落之后牙周就开始出问题，牙龈和剩余牙槽骨开始萎缩，关节和肌肉也开始对上述紊乱或变化作出反应。

使患者在失去牙之后重新建立正常的咀嚼系统，是牙科医生和牙科技工的任务。首先要求在上颌和下颌之间重建正确的颌位关系。换句话说，作为咀嚼系统核心的可靠𬌗必须重建，使所有牙都能协调地咬合。要达到上述目的，牙科技工必须对咬合的基本概念和相关理论有足够了解。同时，咀嚼器官是极端敏感的，可感知 0.01mm 的高度差，因此在咬合关系中要求有极高的义齿加工精度。现实情况却是，一些技工在义齿形态的完美性方面下了很大的工夫，但却忽略了牙间正确咬合接触。因此，要制作出高精密度的"优𬌗义齿"，就要有扎实的理论基础，掌握过硬的专业技术。

二、𬌗学知识的应用现状

不论是口腔临床还是口腔工艺技术专业，"𬌗学"课程的开设已有几十年的历史。

𬌗学知识的应用现状究竟如何呢?

（一）咬合信息的缺失

由于医技分工的原因，技工只能依靠临床医师提供的信息来完成义齿的制作，比如：蜡𬌗记录、面弓转移记录、哥特式弓描记记录及下颌前伸、侧方运动参数的提供等。这些信息不是每个患者都需要，而是根据牙的缺失数量来决定的。基本的原则是缺牙越多，信息的需求量越多。临床医生如果不能为技工提供必要的咬合信息，技工就难做无米之炊。这里我们仅举一个简单的例子来说明医生提供的信息缺失——面弓转移的信息。这项技术并不复杂，用时也不过十几分钟，但没有这个信息就无法确定上牙弓的三维空间位置。这个位置实际是下颌颌位的基准位置（图1-2）。面弓的作用就是把患者口内上牙弓的位置转移到𬌗架上（图1-3）。试想：不同患者，其上牙弓相对于铰链轴的三维空间位置千差万别，下颌的运动轨迹必然也不一致，牙齿𬌗面的形态能够一致吗? 有专家甚至指出，即便制作一个单冠也要用面弓转移技术。我们认为这固然是一家之言，但它反映了面弓转移在某些特定牙齿缺失情况下的重要性。更何况，确定上牙弓的三维空间位置，除了面弓技术别无选择。可是临床医师能给技工提供面弓转移信息的少之又少。这里只列此一项，还有其他很多重要信息的缺失也很严重。

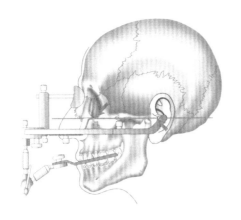

图1-2　面弓转移上牙弓的三维空间位置

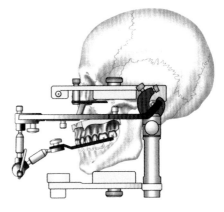

图1-3　面弓转移上牙弓位置至𬌗架上

（二）可调式𬌗架应用不普遍

𬌗架作为咬合信息的载体和模拟下颌运动的工具，对它的理解和运用是技工一项重要的基本功。从医生把患者的牙齿模型传递到生产车间开始，技工所有的工作都必须在𬌗架上完成。应该说，除了个别牙齿缺失可以使用简易𬌗架外，多数情况都不能使用简易𬌗架和均值𬌗架，而要使用能够反应动态咬合关系的半可调和全可调𬌗架。事实上，半可调𬌗架在很多大型技工室都很少使用，拥有全可调𬌗架的技工室和能使用全可调𬌗架的技工则更少。这首先临床医生很少给技工提供下颌前伸和侧方运动的有关参数；其次，技工们在学校学习时，对于𬌗架的使用练习缺失。这是造成可调𬌗架应用不普及的原因。

虽然很多人不用面弓转移和可调𬌗架，工作也照样进行，但是由于咬合关系不好，给临床医师增加了很多不必要的"调𬌗"时间，给技工们带来很多"冤枉"的返工义齿，还有许多咬合关系并不合格的义齿给并不知情的患者戴走，甚至引起医源性疾病。

临床上也有很多成功的例子，比如在全口义齿制作方面，有的患者上下颌骨牙槽骨严重萎缩，固位条件很差，严格运用了面弓转移技术、哥特式弓描记技术及排牙技术，结果取得了良好的固位和咀嚼效果，有的戴牙时甚至可以不做任何调磨。同样，在多数牙齿缺失需要用固定义齿重建咬合的病例中运用上述技术，也获得了良好的效果。

正反两方面的事实告诉我们，学习有关咬合的理论和技能并加以推广是非常重要的。

三、优𬌗理论与技术的主要内容

本教材主要介绍"三大理论"和"三项技术"。"三大理论"是颌位理论、𬌗规律理论、𬌗罗盘理论；"三项技术"是颌位记录技术、𬌗架使用技术、功能性滴蜡技术。其中颌位记录技术是医生要掌握的内容，但作为技工也应该了解。

我国在20世纪六七十年代之前，还有"一条龙服务"的现象，即医生取了模型，然后由自己独立完成义齿制作。改革开放后，义齿制作所用材料和技术不断发展，逐渐形成一个新的模式，即"医生→技工→医生"三段式。医生在临床制取模型和采集患者个性化信息，包括一般信息和咬合信息。一般信息指患者的基本资料及医生对义齿的设计方案和制作要求。咬合信息是患者个性化信息的重要部分，是指咬合运动中影响义齿𬌗面结构的因素，如前伸髁导斜度、Bennett角等。这些信息在义齿制作过程中非常重要。医生把信息交给技工，技工依靠这些信息来完成义齿制作，而后再交给医生。在牙科的其他任何领域都不像义齿制作那样要求医生和技工密切合作，以便使治疗效果得以长期保持。只有当医生和技工对咬合信息的运用拥有共同的认知时，他们才能相互理解，实现有效合作。

本教材在内容编排上，首先介绍优𬌗的基本理论，然后以咬合信息为主线，讲解制作义齿需要哪些咬合信息、这些信息的采集方法和传递过程、技工如何接收信息，最后是信息的应用——功能性滴蜡技术。

（一）制作义齿所需要的咬合信息

实践证明，牙科技工所从事的工作是以医生提供的个性化咬合信息为基础或依据的。以咬合信息为主线，包括四个方面：一是工作模型；二是上颌相对于颅骨及铰链轴的三维位置关系；三是上、下颌骨之间的三维位置关系；四是下颌运动时的动态颌位关系。如果没有这些咬合信息，技工任意地将上、下颌模型安装到𬌗架上，义齿制作的基准位置错误则无法制作出高质量的义齿。医生用面弓转移、哥特式弓描记、蜡𬌗记录、蜡堤、动态咬合记录（髁导斜度、切导斜度、Bennett角等）等方法来采集患者的咬合信息，并将其传递给技工。尽管信息采集和传递是医生掌控的，但技工必须掌握信息采集和传递的原理，并知道面弓与可调𬌗架的匹配、哥特式弓描记仪在𬌗堤上的制作和安装、殆架上各种参数的调整和确定等，这样才能体现出所有的咬合信息。否则，在利用信息方面就会出现重大偏差，也会影响义齿的制作质量。

（二）咬合信息的传递和接收

咬合信息传递的工具包括面弓（图1-4）、哥特式弓、转移台、殆架等。咬合信息最终要传递到殆架上，殆架一方面是接收咬合信息的载体，另一方面是模仿下颌运动的工具。殆架一般分为简易殆架（图1-5）、均值（或中值）殆架（图1-6）、半可调殆架（图1-7、图1-8）和全可调殆架（图1-9、图1-10）。殆架的选择由医生给予的咬合信息量来决定。一般牙齿缺失越多或后牙缺失、颌位难以确定的，则要选择半可调或全可调殆架，这样才能完整再现医生采集和传递的咬合信息；而简易殆架和均值殆架只适用于牙齿缺失较少，靠余留牙可准确对位于牙尖交错位者。因此，要制作高质量的义齿，必须采用可调殆架。

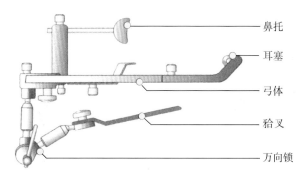

图1-4　快速面弓

鼻托
耳塞
弓体
殆叉
万向锁

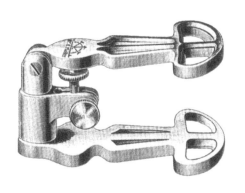

图1-5　简易殆架图

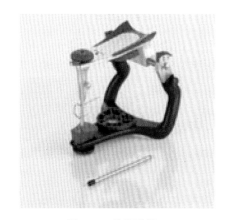

图1-6　均值殆架

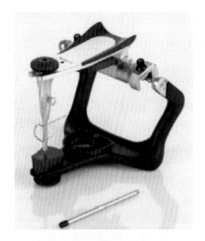

图1-7　解剖式半可调𬌗架

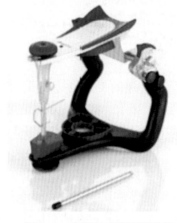

图1-8　非解剖式半可调𬌗架

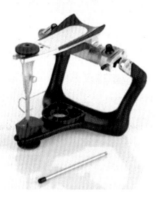

图1-9　全可调𬌗架

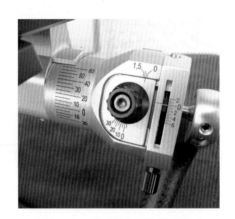

图1-10　全可调𬌗架髁导盘部分

（三）咬合信息的应用——功能性滴蜡技术

　　义齿制作的最终目的是形成具有良好咀嚼功能的𬌗面。功能性滴蜡技术是建立在𬌗罗盘理论基础上的一种滴蜡技术。与解剖式滴蜡技术相比，除了同样强调牙的位置、形态外，在功能上更加注重上下颌位置的互补性——形成尖窝相对的咬合关系，更加注重运动方向对功能的影响。而𬌗罗盘理论也称为𬌗面运动坐标，是咬合信息在𬌗面上的集中体现。坐标中的线和方向标示着下颌运动时，上下牙齿功能尖的运行轨道（图1-11）。义齿𬌗面尖窝沟嵴的分布、形态，只有依据这样的坐标体系来制作，才能保证咀嚼系统高效、无障碍地运行。否则，临床医生经常需要大量的口内调𬌗来适应患者的咀嚼系统，既费时费力，又形态不佳、功能不良，医患均不满意。

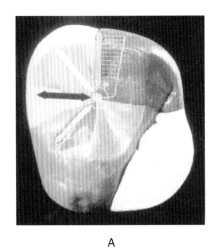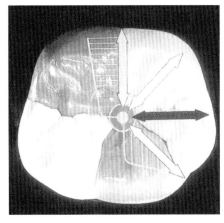

A   B

图 1-11　殆面运动坐标

四、优殆理论与技术的学习方法

优殆理论与技术与牙体形态与功能一样都是口腔修复工艺技术专业的核心课程，注重操作练习。课时安排应与牙体形态与功能相当。要想尽快掌握课程内容，就要牢记以"咬合信息"为主线，把前后知识串联起来，并加以融会贯通。

具体来讲，就是必须建立 5 个观念：①整体观念：咀嚼系统是一个整体；②三维观念：无论颌位还是下颌运动，都是从三维方向进行观察的；③载体观念：颌骨是牙的载体，模型、颌位记录、殆架都是咬合信息的载体；④运动观念：咀嚼食物涉及的是运动状态下的牙间接触规律；⑤功能观念：制作优殆义齿，一定要建立形态服务于功能的观念，要保证咀嚼系统的无障碍运行。

有了这 5 个观念，再辅以勤学多练，一定可以学好本门课程。

第二章　咀嚼系统

 本章导读

　　咀嚼系统，又称口颌系统，由牙和牙周、颅面骨、上颌骨、下颌骨、颈椎骨、肩胛骨等骨组织与联系各骨间的肌肉、韧带、颞下颌关节，以及血管、淋巴、神经等软组织共同构成。它涵盖了所有与咀嚼功能相关的组织，并不只局限于口腔范围。其中牙、颌骨、咀嚼肌、颞下颌关节及神经组织是构成咀嚼系统的五大元素。整个咀嚼系统由中枢神经系统反射控制，是一个功能整体，其中任何部分出现功能和形态的改变，都可能牵动其他部分产生适应性改变。本章简单介绍颌骨、咀嚼肌和颞下颌关节的解剖知识和神经控制的基本原理，重点是牙列的规律特征。

第一节　牙与牙列

　　由于咀嚼功能的核心是咬合，咬合通过上下牙的接触来实现，所以说牙齿在咀嚼系统中起主导作用。颌骨是牙齿的载体，在神经系统的调控下，通过肌肉的收缩，颞下颌关节协调运动，配合牙齿完成咬合功能。

一、牙

　　在牙体形态与功能当中，我们已经学习了各种牙的解剖形态特征及形态与功能之间的关系。例如，前牙的功能是咬住食物并将其切断或撕裂，后牙的功能是研磨、粉碎食物。因此，前牙具有较锐利的切嵴，而后牙则拥有复杂的𬌗面结构。

　　观察一个未受损的后牙𬌗面，可以看出𬌗面上确实存在明显的起伏，牙尖和三角嵴被深深的沟裂所分割，但又通过牙尖嵴和边缘嵴相互联系起来（图2-1）。

　　牙冠最外层的釉质是人体最坚硬的组织，上下牙尖窝沟嵴构成的嵌合接触，能使上下颌之间建立稳定的对位关系。不协调的咬合接触虽然仍可以保持咬合关系的稳定状态，但下颌却很有可

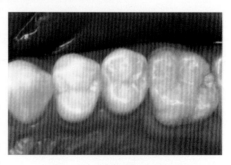

图2-1　未受损的后牙𬌗面

能处于肌肉紧张和（或）颞下颌关节内部结构不协调的位置。因此，在进行殆面修复时，不能以被磨得已无起伏的殆面作为样板。当殆面为平面时，所需的咀嚼力非常大，而且其咀嚼效率比具有起伏的殆面低。

二、牙列

上下颌牙的牙根生长在牙槽窝内，其牙冠按照一定的顺序、方向和位置紧密地连续排列所形成的弓形，称为牙列或牙弓。上颌称为上牙列，下颌称为下牙列。成人的完整自然牙列有 32 颗牙齿，上、下牙列各 16 颗。但由于牙弓的退化等原因，很多人的第三磨牙不能正常萌出。所以在临床研究中，完整牙列定义为 28 颗牙，即由 4 对切牙、2 对尖牙、4 对前磨牙、4 对磨牙组成。上、下牙列排成一定的形状，按照特定的咬合关系、规律进行运动，完成咀嚼功能。

（一）牙列的形状和结构

由于牙列是一个整体，在咀嚼运动中各个牙可以互相支持，并使殆力分散，提高咀嚼效率。各牙紧密排列，可避免食物嵌塞，有利于牙的稳固，并保护牙周组织。同时牙排列成弓形，唇、颊侧可以衬托唇、颊，使面部丰满；舌侧便于舌的运动。如果牙列异常，对咀嚼、发音及面部美观均会产生不同程度的影响。

1. **牙列的形状** 从殆面观，完整牙列比较整齐、规则。上下牙列都呈弧形，但这两个弧形是有区别的。在上颌，前牙切缘与后牙颊尖连线形成半个椭圆；在下颌，这条连线是一条抛物线。因此，上颌牙列和下颌牙列在形状上是不同的（图 2-2、图 2-3）。

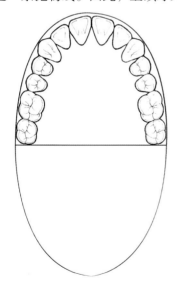
图 2-2 上颌牙列为半个椭圆形

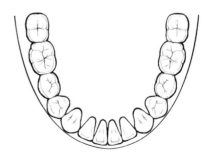
图 2-3 下颌牙列为抛物线形

牙列的大小可以用牙列的宽度、长度来表示。牙列的宽度为两侧最后一颗磨牙颊面之间的距离，牙列的长度为中切牙唇面到双侧最后一颗磨牙远中面的垂直距离。根据对我国人民资料的研究显示：我国成人上颌牙列宽 55mm 左右、长 50mm 左右，下颌牙

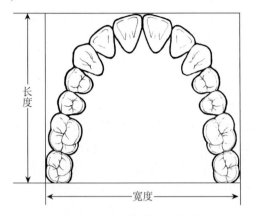

图 2-4　牙列的长度与宽度

列宽 52mm 左右、长 41mm 左右（图 2-4）。

　　牙列的形状和大小在个体之间各不相同，一般可分为尖圆型、卵圆型和方圆型三种类型（图 2-5）。多数人牙列的外形与颜面部的外形协调，面部显得自然美观。

　　（1）尖圆型　牙列从侧切牙的切缘就明显转向后端，使前牙的弓形形成非常明显的前突状。

　　（2）卵圆型　介于尖圆型和方圆型之间，牙列从侧切牙的远中开始向后逐渐弯曲，使得前牙段较圆凸。

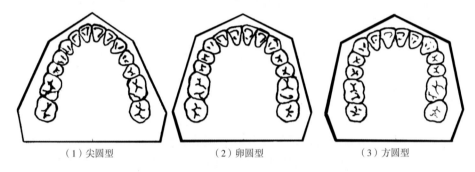

（1）尖圆型　　　　　　（2）卵圆型　　　　　　（3）方圆型

图 2-5　恒牙列的三种基本形态

　　（3）方圆型　上下牙列中四个切牙的切缘连线较直，牙列弓形从尖牙的远中才开始弯曲向后。

　　2. 牙倾斜的规律　牙列中，各牙并不是垂直地排列在牙槽骨中，而是按照一定的倾斜方向和角度排列。正常情况下，牙的倾斜方向与咀嚼运动所产生的力的方向相适应，使下颌在功能运动过程中，上下颌牙的咬合接触所产生的力沿着牙体长轴的方向传导，在咀嚼食物的同时，保护和维持牙周组织的健康。另外，牙的倾斜保证唇、颊、舌等软组织能协调行使功能，而不致被牙咬伤；同时有利于衬托唇、颊，对保持面下 1/3 的形态起着重要作用。

　　（1）近远中向倾斜　从牙弓的唇颊侧方向观察，前后牙具有不同的倾斜度。一般以牙冠的倾斜方向来表示牙长轴近远中倾斜情况。牙长轴与垂线所成的交角表示牙近远中倾斜度的大小。角度小则牙的倾斜度小，角度愈大则牙的倾斜度愈大。

　　上颌中切牙较正或稍向近中倾斜 5°～10°。

　　上颌侧切牙是上前牙中向近中倾斜度最大的。

　　上颌尖牙略向近中倾斜，其倾斜的角度介于中切牙侧切牙之间（图 2-6）。

　　下颌中切牙牙体长轴与中线几乎平行。

　　下颌侧切牙牙冠向近中倾斜程度较中切牙大。

　　下颌尖牙牙冠的倾斜度又较侧切牙大（图 2-7）。

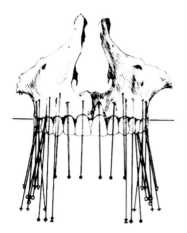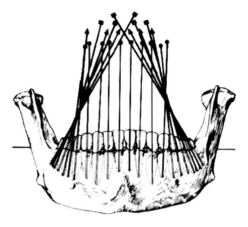

图 2-6　上颌前牙近远中向倾斜，后牙向颊侧倾斜　　图 2-7　下颌前牙近远中向倾斜，后牙向舌侧倾斜

上下颌前磨牙及第一磨牙在近远中向倾斜度相对较小，牙长轴较正。

上下颌第二、第三磨牙向近中倾斜的角度依次增大（图 2-8、图 2-9）。

（2）唇（颊）舌向倾斜　　唇（颊）舌向倾斜是指以牙长轴与水平面相交所成的倾斜角度。从牙列的侧面观察，上下颌前牙向唇侧倾斜；从牙弓的正面观察，上颌后牙向颊侧倾斜，下颌后牙向舌侧倾斜。

上下颌切牙均向唇侧倾斜，与颌骨前端牙槽突的倾斜方向一致。上颌中切牙唇侧

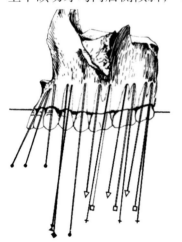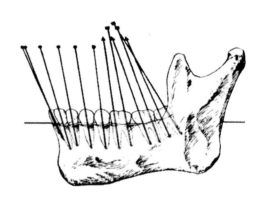

图 2-8　上颌前牙向唇侧倾斜，后牙向近中倾斜　　图 2-9　下颌前牙向唇侧倾斜，后牙向近中倾斜

倾斜较大，下颌切牙的倾斜度较上颌切牙小（图 2-8、图 2-9）。

上下颌尖牙、上颌前磨牙及上下颌第一磨牙相对较正，与𬌗面平面夹角近直角。

下颌前磨牙略向舌侧倾斜。

上颌第二、三磨牙向颊侧倾斜（图 2-6）。

下颌第二、三磨牙向舌侧倾斜（图 2-7）。

（3）垂直向关系　　由于牙排列在近远中向、唇（颊）舌向上有一定的倾斜度，因而各个牙的切缘、牙尖不在同一个平面上。为了描述上下颌在垂直方向上的排列情况，必须假定一个参考平面来描述，该平面即𬌗平面。其定义是：从上颌中切牙的切缘到双

侧第一磨牙的近中舌尖顶所构成的假想平面。骀平面与鼻翼耳屏线平行，基本上平分颌间距离。

以骀平面为参考，各牙与骀平面的位置关系是：上颌中切牙、尖牙、前磨牙颊尖与该平面接触；侧切牙与该平面不接触；磨牙的牙尖距离该平面的距离，从前向后依次增大，形成一条凸向下的曲线。

3. 骀曲线　从牙排列的垂直向位置关系特征可以看出，上下牙列所有牙的切缘及牙尖的连线构成一个曲线，这一曲线即骀曲线。矢状方向的骀曲线称为纵骀曲线，冠状方向的骀曲线称为横骀曲线。

（1）纵骀曲线　下颌牙列的纵骀曲线又称为 Spee 曲线（图 2-10），它是连接下颌切牙的切缘、尖牙的牙尖、前磨牙的颊尖及磨牙的近远中颊尖的一条线。该曲线从前向后是一条凹向上的曲线。Spee 曲线在切牙段较平直，从尖牙向后经前磨牙至第一磨牙

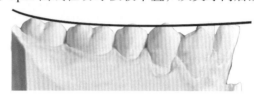

图 2-10　Spee 曲线

的远颊尖逐渐降低，到第二、第三磨牙的颊尖又逐渐升高。

上颌牙列的纵骀曲线（图 2-11）是连接上颌切牙的切缘、尖牙的牙尖、前磨牙的颊尖及磨牙的近远中颊尖的线，是一条从前向后凸向下的曲线。此曲线从切牙至第一磨牙的近颊尖段较平直，其后磨牙的近远中颊尖相连而成的曲线逐渐弯曲向上。前后形成一条凸向下的曲线。它与下颌的 Spee 曲线相吻合。

（2）横骀曲线　横骀曲线又称为 Wilson 曲线（图 2-12）。上下颌磨牙在颊舌侧方向的倾斜情况不同。上颌磨牙向颊侧倾斜，舌尖的位置低于颊尖，连接双侧同名磨牙颊舌尖，形成一条凸向下的曲线，称为上颌横骀曲线。同样，下颌磨牙向舌侧倾斜，颊尖比舌尖的位置高，连接下颌双侧同名磨牙颊舌尖所形成的曲线，称为下颌横骀曲线。它

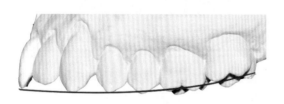

图 2-11　上颌牙列的纵骀曲线

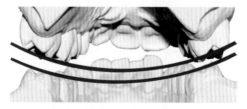

图 2-12　横骀曲线

是一条凹向上的曲线，与上颌的横骀曲线相吻合。

上、下颌牙列的骀曲线，无论是横骀曲线还是纵骀曲线均彼此相似或吻合。随着年龄的增长及牙齿的磨耗，纵骀曲线及横骀曲线会发生变化，甚至变成反向曲线。

4. Bonwill 圆　下颌切牙的切缘、下颌尖牙的牙尖，以及下颌第一前磨牙的颊尖都位于一个圆上。与此同时，该圆于两侧第一前磨牙颊尖引出的两条切线正好通过下颌后牙的颊尖，并延伸到髁突中心。这个圆为 Bonwill 圆（图 2-13），可用于确定下颌牙列

的形状，以及相对于颞下颌关节的位置关系，对排牙有很重要的指导意义。

5. Bonwill 三角 左右两侧髁突中心与下颌中切牙近中邻接点（即切牙点）形成一个边长约为 10.16cm 的等边三角形，为 Bonwill 三角（图 2-14）。

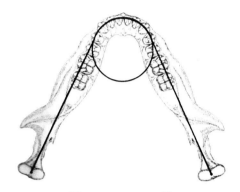

图 2-13 Bonwill 圆

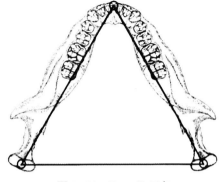

图 2-14 Bonwill 三角

Bonwill 三角的尺寸为均值𬌗架的设计基础，即𬌗架上两个髁球之间的距离应与 Bonwill 三角的边长相等。𬌗架上的"切点指针"指示下颌切牙点的位置。也就是说，Bonwill 三角是用来确定上下颌相对于铰链轴的位置的。

（二）牙列的功能

完整的牙列对于承受𬌗力、维持牙齿及牙周的健康，意义重大。

由于牙周膜的存在，使得牙齿能够承受很大的垂直向𬌗力，所以牙在牙列中的排列有其特定的倾斜方向。但咀嚼运动是一个复杂的运动，下颌运动是三维的、任意方向的运动，所以牙齿不可避免还会承受𬌗力的侧向分力（图 2-15）。

1. 牙齿受到近远中方向𬌗力的分力 牙弓中相邻牙齿依靠邻面接触点相互支持，连接成为一个整体。当牙齿受到近中或远中方向的分力时，大部分的分力会被转移到邻牙上。分力像一个"弹性脉冲"，从一个牙冠传向另一个牙冠，直至该分力被全体牙冠吸收为止。而且，由于牙周纤维的存在，把牙齿"捆绑"在一起，似一个整体，也可以抵消一部分近远中方向的力。当缺失一颗牙齿时，这种传递就会中断，分力完全由个别牙齿吸收，容易对牙齿及牙周产生创伤（图 2-16）。

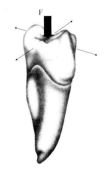

图 2-15 𬌗力会使牙齿受到各个方向的力

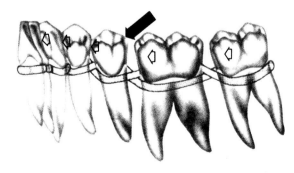

图 2-16 牙齿受到近远中方向的力

2. 牙齿受到舌向的分力　牙呈弧形排列在牙槽骨上，由于各牙的颊侧要宽于舌侧（上颌第一磨牙除外），牙齿就好像是被"楔入"牙列的。当牙齿受到向舌侧方向的力时，它会楔入牙列，其邻牙会受到挤压。也就是说，力会被传递到邻牙上，继而由整个牙列来承担，以减小单个牙齿的受力（图 2-17）。

3. 牙齿受到颊向的分力　各个牙齿都被牙周纤维"环式"捆绑，形成一个整体，因而当某个牙齿有向某个方向运动的趋势时，就会牵拉其邻牙向同一方向运动。当牙齿受到向颊侧方向的力时，使其有向颊侧方向运动的趋势。由于牙周纤维的存在，可以让更多的牙齿来分担这个力，减小单个牙齿的受力（图 2-18）。

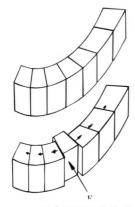

图 2-17　牙齿受到舌向的分力

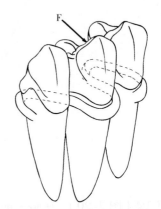

图 2-18　牙齿受到颊向的分力

第二节　颌　骨

一、上颌骨

咀嚼器官中的上颌骨与颅骨连结成一个整体，在咀嚼运动中处于静止状态。上颌骨内有含气的腔，故又属于含气骨。

上颌骨位于颜面中部，左右各一，相互对称，与邻骨紧密相连，参与眼眶底部、口腔顶部、鼻腔侧壁和底部、颞下窝、翼腭窝、翼上颌裂及眶下裂的构成。上颌骨的解剖形态不规则，大致可分为一体四突。

（一）上颌体

上颌体可分为前、后、上、内 4 面（图 2-19）。

1. 前面（脸面）　上至眶下缘，下至牙槽突，内至鼻切迹，后界为颧突及颧牙槽嵴。在眶下缘下方约 0.5cm 处有一眶下孔，是眶下神经阻滞麻醉的进针部位。在眶下孔下方骨面上有一较深的窝，称尖牙窝，此窝也相当于前磨牙根尖上方的位置。

2. 后面（颞下面）　在上颌体的后面与前面外侧移行处有一重要标志——颧牙槽嵴，从面部或口腔前庭可触及颧牙槽嵴。后面下部较为粗糙的圆形隆起，称为上颌结节。上颌结节为义齿后界的重要参考标志。

3.上面（眶面） 构成眶下壁的大部分。其后份中部有眶下沟，向前、内、下通眶下管，该管以眶下孔开口于上颌骨体的前面。

4.内面（鼻面） 参与鼻腔外侧壁的构成，内面上有三角形裂孔通向鼻腔。

（二）上颌突

上颌突包括额突、颧突、腭突和牙槽突。

1.额突 位于上颌体的内上方，为一坚韧的骨片，其上、前、后缘分别和额骨、鼻骨、泪骨相连（图2-19）。

2.颧突 向外上与颧骨相连，向下至上颌第一磨牙处形成颧牙槽嵴（图2-19）。

3.腭突 为一水平骨板，在上颌体与牙槽突的移行处伸向内侧，与对侧腭突在中线处相连形成腭正中缝。此处不仅是义齿基托修复的缓冲区，也是排牙时的参考中线。腭突构成口腔顶部和鼻底。同时也构成硬腭的前3/4（图2-20）。在腭突前端，上颌中切牙的腭侧，腭中缝与两侧尖牙连线的交点上有切牙孔或称腭前孔（图2-20）。

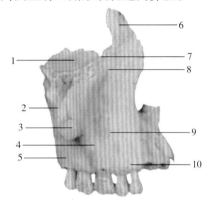

图 2-19 上颌骨

1.上面　2.后面　3.颧突　4.颧牙槽嵴　5.上颌结节
6.额突　7.眶下缘　8.眶下孔　9.尖牙窝　10.牙槽突

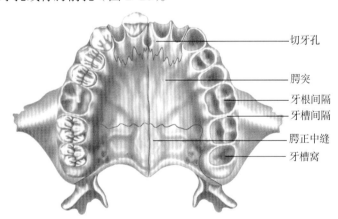

切牙孔
腭突
牙根间隔
牙槽间隔
腭正中缝
牙槽窝

图 2-20 上颌骨腭突及牙槽突

4.牙槽突 又名牙槽骨（图2-19），为上颌体向下伸出的包绕牙根周围的突起部分。其前部薄，后部较厚。左右两侧的牙槽突在中线处相连，形成牙槽骨弓。牙槽突和大多数骨一样，也是由一个坚实的外层和一个"海绵式"的内层构成，外层为骨密质，内层为骨松质。在内层中分布着大量小而细的骨梁，其分布与受力方向有关。

人体的骨骼系统中，牙槽突是变化最活跃的部分，每一次变化都是骨质改建的过程。正畸科医生正是根据这一生物学特性来对错位牙齿进行矫治的。当某些原因使牙齿脱落，造成牙列缺损或缺失后，或者说颌骨上的受力发生根本性变化时，造成生理性刺激减少而使牙槽突不断萎缩吸收。随着牙槽嵴的继续吸收，上下颌骨逐渐失去原有的形状。上颌牙唇颊侧骨板吸收快而多；下颌牙舌侧骨板吸收快而多，结果使下颌骨相对变大、上颌骨相对变小，最终造成原有形态破坏和义齿修复困难。

牙槽突上还有一些解剖结构（图2-20）：容纳牙根的牙槽窝；相邻牙之间的牙槽间隔；多根牙诸牙根间的牙根间隔等。

二、下颌骨

下颌骨位于面部下1/3，是颌面骨中最坚实的骨，也是咀嚼系统中唯一能活动的骨（图2-21）。下颌骨呈马蹄形，可分为下颌体（水平部）和下颌支（垂直部），体和支的交接处为下颌角。

（一）下颌体

下颌体位于下颌骨的前部，呈弓形，体的下缘称下颌底，上缘是牙槽突，有内、外两面。

1. 外面 在中线处可见正中联合，在正中联合两旁近下颌底处，有左右对称一隆起，即颏结节。在下颌体上下缘之间，约相当于第一、二前磨牙之间的下方有颏孔。从颏结节经颏孔下方至下颌支前缘的骨性隆起称外斜线，有肌肉附着。

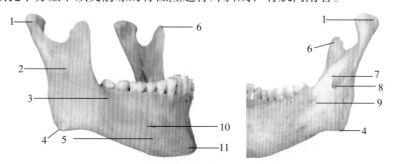

图2-21 下颌骨
1.髁突 2.下颌支 3.外斜线 4.下颌角 5.下颌体 6.喙突
7.下颌小舌 8.下颌孔 9.内斜线 10.颏孔 11.颏结节

2. 内面 在中线处有上下左右两对小突起（图2-21），上一对称上颏棘，下一对称下颏棘，上下颏棘有相应肌肉附着。在外斜线相应处也有突起的骨嵴称为内斜线，有下颌舌骨肌附着。

3. 牙槽突 下牙槽突内、外骨板较厚，磨牙区舌侧骨板较颊侧骨板薄。

（二）下颌支

下颌支左右成对，为近乎垂直的长方形骨板。下颌支的上缘有两个突起，前者称为喙突（冠突），后者称为髁突（关节突），喙突和髁突之间有下颌切迹，有咬肌血管、神经通过。下颌支内侧面的中部有下颌孔，由此进入下颌管，最终开口于外侧面的颏孔，孔的前方是下颌小舌（图2-21）。

第三节　咀嚼肌

口腔颌面部诸肌群中，咀嚼肌是咀嚼系统中发挥生理功能的主要肌群。咬肌、颞肌、翼内肌、翼外肌是指狭义上的咀嚼肌；广义上的咀嚼肌还包括舌骨上肌群。这些肌群在解剖和功能上都有密切联系，任何一组肌肉的活动都有直接或间接地牵动另一组肌肉张力的作用。这些肌肉左右成对、相互联动，升降颌肌相互协同和拮抗，精细配合，使下颌各种功能顺利进行。

一、咬肌

咬肌亦称嚼肌（图 2-22），近似于长方形，分为深浅两层。其浅层部分较大，从上颌骨颧突颧弓下缘前 2/3 起，向下后方走行，止于下颌支外侧面下半部；深层起于颧弓深面，垂直向下，止于下颌支外侧面上半部和喙突。咬肌的主要作用是上提下颌骨并使下颌微向前伸，也参与下颌的侧方运动。

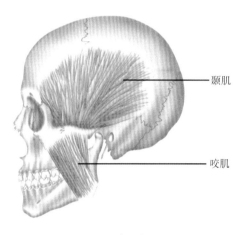

图 2-22　咬肌与颞肌

二、颞肌

颞肌呈扇形（图 2-22），起自颞窝及颞深筋膜深面，肌纤维向下，逐渐聚拢通过颧弓深面移行为肌腱，止于喙突及下颌支前缘直至第三磨牙远中。颞肌的主要作用是上提下颌而闭口，也参与下颌侧方运动和后退运动。

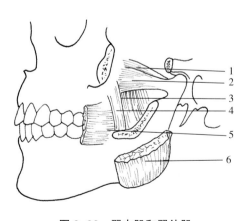

图 2-23　翼内肌和翼外肌

1.翼外肌上头　2.翼外肌下头　3.翼内肌深头
4.翼内肌浅头　5.颊肌　6.咬肌

三、翼内肌

翼内肌位于颞下窝和下颌支内侧面，位置较深，呈四边形，有深浅两头（图 2-23）。深头起自翼外板内侧面、腭骨锥突；浅头起自腭骨锥突与上颌结节；深浅两头都止于下颌角的内侧面。肌纤维斜向后外，与咬肌纤维走行方向相似，故主要作用也是提下颌骨向上，亦参与下颌侧方运动。

四、翼外肌

翼外肌位于颞下窝（图 2-23），由较小的上头和较大的下头两部分组成，上头起自蝶骨大翼的颞下面和颞下嵴；下头起自翼外板的外侧面。肌纤维几乎呈水平方向向后外走行，小部分止于颞下颌关节的关节囊和关节盘，大部分止于髁突颈部。它是与颞下颌关节有直接联系的咀嚼肌之一，主要作用是牵拉髁突和关节盘向前，使下颌前伸并下降，也参与下颌的侧方运动。

五、舌骨上肌群

舌骨上肌群位于舌骨与下颌骨、颅底之间（图 2-24、图 2-25）。其中参与下颌运动的有二腹肌、下颌舌骨肌和颏舌骨肌。

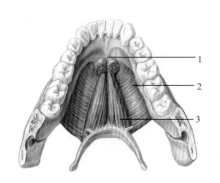

图 2-24　下颌舌骨肌和颏舌骨肌
1. 颏棘　2. 下颌舌骨肌　3. 颏舌骨肌

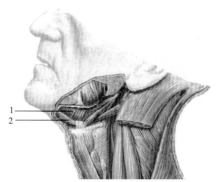

图 2-25　下颌舌骨肌和二腹肌
1. 下颌舌骨肌　2. 二腹肌

舌骨上肌群主要作用：二腹肌牵拉颏部向下参与张口运动；下颌舌骨肌也可降下颌骨；颏舌骨肌在舌骨相对固定时，亦可降下颌骨（舌骨上肌群的其他作用在此不做介绍）。

第四节　颞下颌关节

颞下颌关节是人体中较复杂的关节之一，它既稳定又灵活，参与咀嚼、吞咽、言语和表情等重要功能。

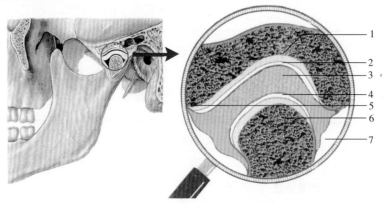

图 2-26　颞下颌关节的组成
1. 关节窝　2. 关节上腔　3. 关节盘　4. 关节下腔　5. 关节结节　6. 髁突　7. 关节囊后壁

颞下颌关节由下颌骨髁突、颞骨关节面、二者之间呈卵圆形的关节盘，以及关节周围的关节囊、关节腔和关节韧带组成（图2-26）。

一、髁突

髁突是颞下颌关节的关节头，由头和颈两部分构成（图2-27）。头略呈椭圆形，内、外径是18～24mm，前、后径是5～8mm。它向内突出较多，向外突出较少。两侧关节头的水平轴与下颌支表面垂直，但并不平行，而是稍偏向背侧，这使下颌做侧方运动时不易发生侧方脱位，起到稳定作用。在颈部上前方有一个小的凹陷叫做关节翼肌窝，它是翼外肌的附着点。

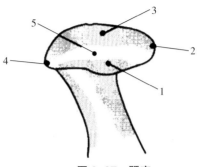

图2-27 髁突
1.前斜面 2.内极 3.后斜面 4.外极 5.横嵴

髁突的顶部有一横嵴将髁突分前斜面、后斜面。前斜面（主功能面）较小，是关节的负重区。如果义齿修复不良，会导致该区域关节病的形成。后斜面又分为内侧、外侧斜面，内侧斜面与侧方运动的非工作侧有关，外侧斜面与侧方运动的工作侧有关。

二、颞骨关节面

颞骨关节面分为两部分，较突起的部分为关节结节，凹陷的部分是关节窝。

（一）关节窝

关节窝呈三角形，底边为关节结节后斜面，外边为颧弓后部外侧嵴，内后边是岩鳞裂、鼓鳞裂（图2-28）。关节窝比髁突大，这使髁突无论在向前或侧方运动时都非常灵活，能在较大的窝内做回旋运动。这种回旋运动对后牙磨碎食物的咀嚼运动有重要意义。如果骨性凹陷和髁突相扣紧密，则下颌的咀嚼运动就不可能完成。岩鳞裂及鼓鳞裂的后方有一个凹陷，与前方关节窝合称下颌窝。下颌窝后部有大量软组织，这就为髁突向后移位在解剖学上提供了可能性。

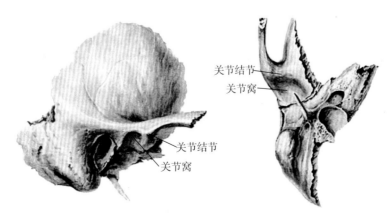

关节结节
关节窝

关节结节
关节窝

图2-28 关节窝与关节结节

（二）关节结节

关节结节位于颧弓根部，有一骨嵴将其分为前斜面和后斜面（窝的前壁）。前斜面的斜度比较小，便于髁突在最大开口时，可越过关节结节的嵴顶再向前滑行（图 2-28）。髁突的前斜面沿着关节结节的后斜面向前下方滑行。如果关节结节前斜面斜度大，则可能使开口或闭口时髁突后退发生困难。关节结节后斜面是关节的负重区，颞下颌关节的负重区域不在髁突顶部的横嵴与关节窝顶部，而在髁突的前斜面和关节结节的后斜面所构成的一对负重区。刚出生时关节结节是平的，这是由于婴儿时期下颌的吮吸动作只是单纯的前、后滑动运动。随着牙的萌出和咀嚼功能的发展，关节结节高度逐渐增加，开口时，当髁突沿关节结节滑动时，髁突的向下移动程度取决于关节结节的高度。关节结节的发育约在 12 岁才基本完成。

三、关节盘

关节盘呈卵圆形，它介于关节窝、关节结节与髁突之间，内外径大于前后径，中间薄而周缘厚，中间呈现凹状。关节盘从前向后分为 4 个部分：前带、中间带、后带、双板区（图 2-29）。

（一）前带

前带位于关节盘的最前面，厚度约 2mm。前带的部分纤维向前止于关节结节的前斜面，称为颞前附着，它把关节盘和关节结节连成一体；部分纤维向下止于髁突颈部前端，称为下颌前附着，它把关节盘和髁状突连在一起；另有部分纤维与翼外肌的上头肌腱、关节囊融合，称为翼外肌附着。三者也可合称为前伸部（图 2-29）。

（二）中间带

中间带是关节盘最薄的地方，只有 1mm，位于关节结节后斜面和髁突的前斜面之间。它主要由胶原纤维和弹力纤维构成，胶原纤维能增加韧性，弹力纤维能增加弹性。

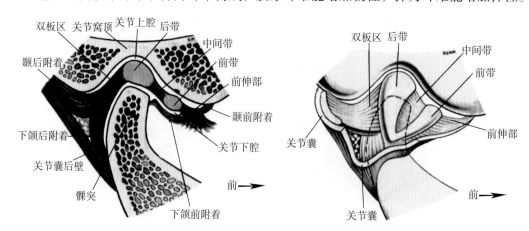

图 2-29　关节盘、关节囊、关节腔

因此，中间带可以承受摩擦力和剪切力。它是关节的负重区，也是关节盘穿孔、破裂的好发部位（图 2-29）。

（三）后带

后带最厚，大约 3mm，位于髁突横嵴和关节窝顶间。后带的后缘位于髁突横嵴的上方（图 2-29）。关节盘后带的后缘移位于髁突横嵴的前方即关节盘前移位，在开口运动初期会发生弹响症。出现弹响的原因是关节盘不能顺利往前走，反被双板区向后拉，因而和横嵴产生撞击。

（四）双板区

后带向后的区域是双板区（图 2-29）。双板区的上层止于鼓鳞裂（颞后附着），下层止于髁突后斜面的下端（下颌后附着）。这两个附着的作用是牵拉关节盘向后，防止关节盘过度向前移位。两层之间为疏松结缔组织，富含神经、血管、淋巴，是关节盘最容易发生穿孔、破裂的部位，也是关节区疼痛的主要部位之一。重度磨耗、紧咬牙可引起髁突后移，压迫双板区。

通过关节盘的下颌前附着、下颌后附着及内、外附着，关节盘和髁突连结成盘 - 突复合体，有利于髁突和关节盘一起运动。

四、关节囊与关节腔

（一）关节囊

关节囊由纤维结缔组织组成，外层为纤维层，内侧是滑膜层。上起自关节窝周围，下止于髁突颈周围。囊外侧被颞下颌韧带所加强。关节囊的特点是松而薄。颞下颌关节是人体中唯一没有外力便可以脱位，而脱位时关节囊并不撕裂的关节（图 2-29）。

（二）关节腔

关节盘与周缘的关节囊相连，将关节腔分为不相通的上、下两部分。上面的称为上腔，下面的称为下腔。上腔大而松，允许关节盘和髁突做滑动运动，称滑动关节，是关节盘和颞骨下颌窝之间构成的关节。下腔小而紧，髁突在关节盘下只能做转动运动，称铰链关节，是关节盘和髁突之间构成的关节。关节腔内有滑液，具有营养、润滑的作用（图 2-29）。

五、关节韧带

在颞下颌关节的每一侧有三条韧带，即颞下颌韧带、茎突下颌韧带和蝶下颌韧带（图 2-30）。其主要功能是悬吊下颌，将下颌运动限制在正常范围内。

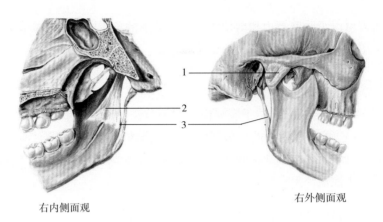

右内侧面观　　　　　　　　　　　右外侧面观

图 2-30　颞下颌关节韧带
1.颞下颌韧带　2.蝶下颌韧带　3.茎突下颌韧带

（一）颞下颌韧带

颞下颌韧带位于髁突外面，因此也称外侧韧带，分浅、深两层。浅层起于颧弓，较宽，向下、后呈扇形集中止于髁突颈部后缘和外侧。深层起于关节结节，较窄，水平向后止于髁突外侧和关节盘外侧。它的功能：左右一对可防止关节向侧方脱位；韧带的起止方向只允许髁突向前滑动，而限制其过度向下、向后运动。

（二）蝶下颌韧带

蝶下颌韧带位于关节内侧，又称内侧韧带，起于蝶骨角棘，止于下颌小舌。它的作用是悬吊下颌，防止下颌过度前伸、过度下降。当迅速开口，髁突向前滑动时，颞下颌韧带松弛，下颌主要由蝶下颌韧带悬挂。这时下颌的转动轴心在下颌小舌附近，故此韧带能保护进入下颌孔的血管和神经。

（三）茎突下颌韧带

茎突下颌韧带又称后方韧带，起于茎突，止于下颌角后上方。它的作用是固定下颌角。闭口时，此韧带变松；下颌前伸时，此韧带紧张，可防止下颌过度向前移位。

颞下颌关节属于联动关节，左右各一，是一个极为复杂的关节系统。双侧联动构成一功能单位，做下颌骨的开闭口运动、前伸运动、侧方运动等各种运动，共同完成咀嚼、吞咽、言语、表情等功能。

第五节　咀嚼的神经控制

在生活中，当吃烤肉突然嚼到铁渣、吃大米咬到小石子或吃枣糕咬到枣核的一瞬间，通常的表现是迅速张大嘴巴停止咀嚼，防止这些过硬的东西对牙齿或周围组织造成伤害。这些看似再平常不过的现象，实际上是神经系统自动产生的一个复杂的神经控制过程。其系统核心位于大脑和脊髓，在调节机体活动中接受机体内、外环境刺激，并做出适当反应，这种神经调节过程称为反射。完成反射活动的基础是反射弧（图2-31）。反射弧包括5个环节，即感受器→传入（感觉）神经→中枢→传出（运动）神经→效应器，这是最简单的反射。

在咀嚼系统中，感受器是多种多样的，分布于整个咀嚼器官中。这些微型"信号接收器"的作用是收集各种感触信号并不断把它们送往中枢神经系统。这些信号可表示肌肉的力量、韧带和肌腱的应力及牙周膜和黏膜的负荷等。传入神经或感觉神经的作用是把信号从感受器传到神经中枢（即把刺激传往大脑）；传出神经或运动神经的作用是把信号从神经中枢传往执行部位（即把刺激传往肌肉或腺体）；神经中枢收集分析信息并发出指令。正是这些环节各负其能，各行其责，才使得咀嚼器官顺利完成复杂的功能运动。

在进食过程中，当食物被送入口腔内进行咀嚼，食物的大小和成分、牙间接触关系、口腔黏膜温度、体态和颌位等信息不断地被感受器所感触，并通过传入神经进入大脑。这些信息经大脑分析后，会启动相应程序，通过传出神经对肌肉或腺体等效应器的调节作用，咀嚼器官以最快、最温和的方式将食物嚼碎。只要食物的状态未达标准，也就是说不适合于吞

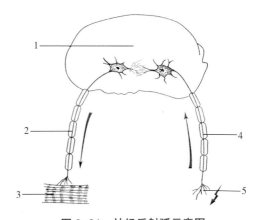

图2-31 神经反射弧示意图
1.中枢 2.传出（运动）神经 3.效应器
4.传入（感觉）神经 5.感受器

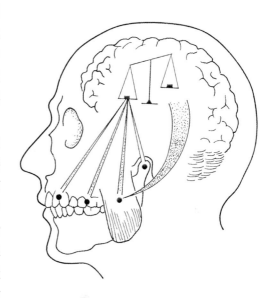

图2-32 咬合神经反射弧示意图

咽，则大脑一直向咀嚼肌发出把食物继续嚼细的指令（图2-32）。总之，在神经的支配下，肌肉、骨骼、牙齿协调运动，最终完成咀嚼工作。

思考题

一、名词解释

1. Spee 曲线
2. Wilson 曲线
3. Bonwill 圆
4. Bonwill 三角

二、填空题

1. 面部唯一能动的骨是_____。
2. 下颌升支的两个突起分别是_____、_____，其中参与构成颞下颌关节的是_____。
3. 颞下颌关节由_____、_____、_____、_____和_____组成。
4. 颞下颌关节的负重区为_____。
5. Bonwill 圆对排牙的指导意义是_____。
6. 关节上腔允许髁突和关节盘做_____运动，关节下腔允许髁突做_____运动。
7. 颞下颌关节是人体唯一的_____关节。

三、问答题

1. 试描述牙齿在近远中、颊舌方向的倾斜规律。
2. 牙列有哪些功能？
3. 请说出关节窝的边界、关节窝与下颌窝有什么关系？
4. 关节韧带有哪几组？说出其起止点及作用。

第三章　优骀的基本理论

本章导读

　　本章重点介绍骀学的基本概念与相关理论，包括参照点线面、下颌的位置与运动、骀面形态的影响因素、接触点的类型与分布规律、偏骀的类型及骀罗盘的原理。只有掌握了这些基本概念和相关理论，才能在义齿修复时灵活地运用理论来指导实践，为以后优骀义齿的制作奠定坚实的理论基础。

第一节　参照点、线、面

　　为了定位骀平面与颅骨、颌骨之间的空间位置关系，我们需要用到一些参照点、线、面。在制作义齿时，为保证其美学效果，同样离不开参照点、线、面。

一、参照点

　　面部参照点见图 3-1。

　　1.眉间点　额的下部，鼻根上方，两眉之间的隆起部在正中矢状面上向前最突出的点。眉间点是测量头围的起点。

　　2.鼻根点　鼻根的中点。

　　3.眶下点　眼眶下缘的最低点。

　　4.经验点　上颌侧切牙切缘上方 43mm 处的点。

　　5.耳屏点　局部挡住耳道的软骨瓣的中点。

　　6.鼻翼点　鼻翼的中心。

　　7.口角　上下唇交汇处。

　　8.任意铰链轴点　此点位于耳屏后缘前方

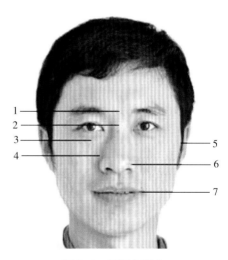

图 3-1　面部参照点

1.眉间点　2.鼻根点　3.眶下点　4.经验点
5.耳屏点　6.鼻翼点　7.口角

10～13mm 处，耳屏后缘和外眼角的连线上。如果把两个任意铰链轴点连接起来，则产生一条被称为铰链轴的直线。这是一条假想轴，下颌可绕此轴转动。铰链轴大体上穿过两侧髁状突中点（图 3-4）。

二、参照面与参照线

（一）参照面

1.水平面 与地面平行，将头部横切为上、下两部分的断面（图3-2）。

2.矢状面 按前后方向将头部纵切为左，右两部分的断面，其中将头部分为左、右对等两半的为正中矢状面（图3-2）。

3.冠状面 按左右方向将头部纵切为前、后两部分的断面（图3-2）。

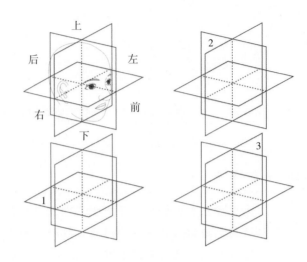

图3-2 参照面
1.水平面 2.矢状面 3.冠状面

4.解剖殆平面 下颌中切牙近中邻接点与两侧下颌第二磨牙远中颊尖的连线（图3-3）。解剖殆平面向前延伸，切于"闭唇线"；向后延伸，切于磨牙后垫的半高处。

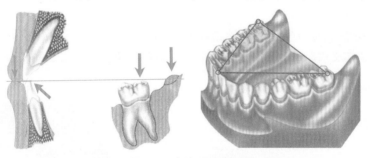

图3-3 解剖殆平面

修复殆平面是指从上颌中切牙的切缘到双侧第一磨牙的近中舌尖顶所构成的假想平面。从正面观，此平面与瞳孔连线平行；从侧面观，此平面与鼻翼耳屏线平行。此平面用于指导全口义齿的排牙。

5.眶耳平面 将眶下点和外耳道上缘连接所得的平面（图3-4）。

6.经验水平面 也称面部中点水平面，由两侧任意铰链轴点与经验点相连而成。常用作面弓转移时的参考平面（图3-4）。

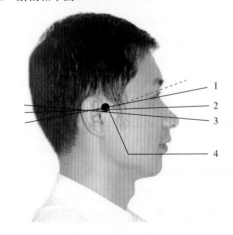

图3-4 头部的参照线和参照面
1.眶耳平面 2.经验水平面 3.鼻翼耳屏线 4.任意铰链轴点

（二）参照线

1. 鼻翼耳屏线　从一侧鼻翼中点到同侧耳屏中点的连线（图 3-4）。
2. 瞳孔连线　连接两瞳孔中心的线。
3. 闭唇线　两侧口角的连线。此线在大多数情况下平行于瞳孔连线。

第二节　下颌的位置

理论上讲，下颌的位置（颌位）有无数个，其中重复性较好、在口腔工艺技术中有重要应用价值的有以下几个：牙尖交错位、正中关系位后退接触位、下颌姿势位（表 3-1）。

一、牙尖交错位

（一）牙尖交错位的定义

牙尖交错位是指上下颌牙尖交错，达到最广泛、最密切接触时，下颌相对于上颌或颅骨的位置关系。牙尖交错位决定了下颌的颌位，因而定义了患者的面下 1/3 高度，即上颌和下颌之间的垂直距离。因牙尖交错位随着牙尖交错咬合的存在而存在，随着牙尖交错咬合的变化（如牙齿缺失、磨耗）而变化，也随着牙尖交错咬合的丧失而丧失，故又将牙尖交错位称为牙位。

（二）牙尖交错位的特征

1. 上下牙齿的咬合接触关系　见第五节"牙合的规律"。
2. 咀嚼肌状态　双侧的升、降下颌肌群协调作用，维持下颌的牙尖交错位。多数人在牙尖交错位时，下颌相对于颅骨处于正中，面部形态两侧对称，上下牙列关系正常，双侧咀嚼肌活动基本对称；少数人下颌偏向一侧，面部形态不对称，上下牙列关系异常，这时两侧咀嚼肌活动不一致，偏向的一侧咀嚼肌的活动可能大于另一侧。

3. 髁突、关节窝的位置关系　正常情况下，髁突基本位于关节窝的中部。但是随着牙位变化、牙的磨损和松动、牙的缺失及医生的矫治等，牙尖交错位会发生改变，髁突在关节窝内的位置也随之变化，达到后上位、后方位或后下位（图 3-5）。

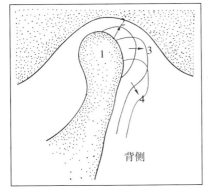

背侧

图 3-5　髁突、关节窝的位置关系
当下颌处于牙尖交错位时，髁突有可能脱离其"中位" 1 而到达"后上位" 2、"后方位" 3，或者"后下位" 4

（三）牙尖交错位的生理意义

牙尖交错位是下颌的重要功能位，是由牙所决定的下颌向上运动的边缘位，一般咀嚼循环的终点是牙尖交错位。在牙尖交错位实现的牙间接触不仅有利于食物的磨碎和下颌在进行吞咽动作时的稳定性，而且此种关系也有利于下颌骨自发地和有明确目标地从任何其他颌位趋向牙尖交错位，因为对运动记忆信号的重组即可形成所需的引导信号。在一定时期内牙尖交错位相对稳定，临床可以重复确定，因此牙尖交错位是作为口腔检查、诊断和治疗的基准位。

对于咀嚼器官中不存在功能障碍或疼痛感的患者，就没有必要人为地改变其牙尖交错位及其髁突位。即使有必要装义齿，也应尽量避免因此而妨碍患者实现牙尖交错咬合。

二、正中关系位与后退接触位

（一）正中关系位与后退接触位的定义

1. **正中关系位（CRP）** 是髁突位于关节窝的上前方且无侧移，在适当的垂直距离时，下颌相对于上颌的位置。此时髁突和关节盘处于生理位置，相关组织也承受生理性负荷。上述定义只表明了髁突在矢状面和水平面的位置，但没有定义下颌张开的程度。也就是说，当髁突处于正中关系位时，下颌可以有多个位置、多个不同的开口度。正中关系位只定义髁突的位置，与牙间咬合关系无关。因此，对于无牙颌患者或者需要咬合重建的患者，虽然无法确定其牙尖交错位，但是可借助技术手段寻找其正中关系位。另外，由于髁突从此位置开始可做铰链运动，所以也有人称之为铰链位。

2. **后退接触位（RCP）** 髁突在正中关系位时，下颌闭合达到最初的咬合接触时称为正中关系𬌗（CRO），也称为后退接触位。下颌从牙尖交错位开始向后下移动少许，就到达后退接触位，此时后牙牙尖斜面仅部分接触，前牙不接触。也就是说，正中关系位讨论的是髁突的位置，而后退接触位则是指正中关系位时，上下牙列的咬合接触。后退接触位是正中关系位的最上位，也是向后运动的最后位置。

（二）后退接触位与牙尖交错位的关系

后退接触位与牙尖交错位这两个位置间的关系可分为协调性与非协调性两种情况。

1. **协调性关系** 一是指两者为同一位置，有 8% 的人从牙尖交错位不能向后退，后退接触位与牙尖交错位为同一位；二是由后退接触位能自如地直向前滑动到牙尖交错位（如有偏斜不超过 0.5mm），其滑动距离多在 0.5~1.0mm，这一距离称为长正中或正中自如（图 3-6）。协调关系属生理性关系。人群中两位者（包括协调和非协调者）占 92%。乳牙𬌗和幼年𬌗以一位占多数，而成年人多为两位者。

2. **非协调性关系** 即下颌不能自如地由后退接触位直向前滑动到牙尖交错位，往往在滑动过程中下颌发生偏斜（图 3-6），这属于功能障碍性关系。非协调性关系常为颞下颌关节紊乱病的潜在因素。

两个位置间的距离可随年龄的增加、牙齿的生理性磨耗而逐渐增加，并使两个位置可能由不协调变为协调性关系。在咀嚼时的闭合运动，支点在上后方，这样即可推动牙齿向前，同时又由于邻面接触点的磨损，牙齿亦逐渐向近中移动。久而久之，就会使两者间的距离逐渐增加，干扰性的咬合接触就可能逐渐消除，而趋于协调。

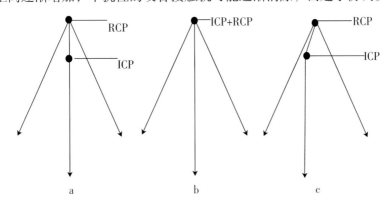

图 3-6　牙尖交错位（ICP）、后退接触位（RCP）
a.长正中　b.同一位（a、b为协调性关系）　c.非协调性关系

（三）正中关系位与后退接触位的生理意义

正中关系位是生理性的、稳定的髁突位，重复性较好，借助于技术手段易于找到，与牙无关。若全口牙或多数牙缺失，则丧失了牙尖交错位，但正中关系位仍存在。义齿修复时，可通过寻找正中关系位，再加上适当的垂直距离，即可在此重新建立咬合关系。

另外，研究显示，在咀嚼硬的东西或者吞咽的时候，下颌会到达后退接触位，说明后退接触位也是一个功能位。牙尖交错位与后退接触位之间的距离为牙尖交错耠留下缓冲的余地，当耠力较大的时候可以通过下颌的后退缓冲耠力，是一种生物力学的保护机制。

三、下颌姿势位

（一）下颌姿势位的定义

当人的头和身体都处于直立状态，不咀嚼、不吞咽、不说话的时候，下颌相对于上颌所取得的不自觉的静态位置称为下颌姿势位（MPP），也称为息止颌位。此时，下颌所受到的肌力与作用于下颌的重力平衡，此肌力包括肌肉的残余力和软组织的弹力。

（二）垂直距离与息止耠间隙

垂直距离是指面下 1/3 的高度，在临床上以鼻底到颏点的距离表示，有下颌姿势位时垂直距离与牙尖交错位时垂直距离之分。总义齿修复时使用术语垂直距离一般是指牙尖交错位时垂直距离。

息止𬌗间隙是指下颌姿势位时上下牙列自然分开，由后到前保持的逐渐变大的楔形间隙（图 3-7），其大小等于下颌姿势位时垂直距离与牙尖交错位时垂直距离之差（图 3-8）。20 世纪 80 年代，学者利用电子仪器测量出上下切牙间息止𬌗间隙为 1~3mm，但个体之间存在较大的差异，而且同一个体在不同时期所测量的结果也不一定相同，随头和身体的姿态及肌肉张力的变化而改变。一切能影响肌肉张力的因素（例如精神紧张、寒冷、药物等）都会引起息止𬌗间隙的改变。

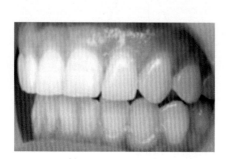

图 3-7　息止𬌗间隙

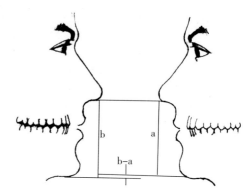

图 3-8　垂直距离与息止𬌗间隙的测量
a. 牙尖交错位垂直距离　b. 下颌姿势位垂直距离
（息止𬌗间隙 =b−a）

（三）下颌姿势位的生理意义

下颌姿势位时，上下牙列自然分开不接触，避免了牙体组织非功能性磨损，同时牙周组织和颞下颌关节不受力，有少量的肌纤维收缩克服重力，多数的肌肉组织可以放松休息，所以下颌姿势位是维护咀嚼系统健康的颌位。

在临床上，对于无牙颌患者而言，要直接获得牙尖交错位时的垂直距离是不可能的，而下颌姿势位的垂直距离基本不受牙列缺失与否的影响。用下颌姿势位时测得的垂直距离减去息止𬌗间隙，即可近似得到牙尖交错位时的垂直距离。一般认为牙尖交错位的垂直距离可因牙的某些疾病或生理性磨耗而改变，仅在一定时期内保持不变。而下颌姿势位的垂直距离在人的一生中基本不变，纵然牙列缺失数年，也不会受到较大的影响。

头部直立时，下颌姿势位位于自然闭口道上；头后仰时，下颌后退，并且由于重力作用导致息止𬌗间隙增大；头前屈时，下颌前伸，同样由于重力的原因导致息止𬌗间隙减小。临床上患者接受治疗时多处于仰卧位状态，头部为后仰，而咀嚼吞咽等正常功能是在直立或前伸状态下完成的，因而在进行颌位记录、调𬌗等相关的治疗时，应特别注意患者的体位，尤其要将头部调至合适的状态。

表 3-1　三种颌位的定义及意义

颌位	定义	意义
牙尖交错位	牙尖交错位是指上下颌牙尖交错，达到最广泛、最密切接触时，下颌相对于上颌或颅骨的位置关系	牙尖交错位是作为口腔检查、诊断和治疗的基准位

续表

颌位	定义	意义
后退接触位	从牙尖交错位开始，下颌还可以向后下移动少许，达到另一个相对稳定的位置，称为后退接触位。它是正中关系位的最上位，也是向后运动的最后位置	牙尖交错位与后退接触位之间的距离为牙尖交错殆留下缓冲的余地。当殆力较大的时候可以通过下颌的后退缓冲殆力，是一种生物力学的保护机制
下颌姿势位	当人的头和身体都处于直立状态，不咀嚼、不吞咽、不说话的时候，下颌相对于上颌所取得的不自觉的静态位置，称为下颌姿势位	下颌姿势位是维护咀嚼系统健康的颌位，是临床上确定无牙颌患者垂直距离的一个参考位

第三节　下颌的运动

在咀嚼系统中，下颌在牙列、颞下颌关节和肌肉的引导下相对于固定不动的上颌进行运动。运动的基本形式包括开闭运动、前后运动、侧方和回中运动、侧向前伸和侧向后退运动。以上几种运动是在头部的水平面、矢状面和冠状面内完成的（图 3-9），通过颞下颌关节髁突的转动和滑动来实现。

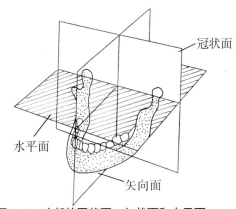

图 3-9　头部的冠状面、矢状面和水平面

一、下颌运动的导向因素

下颌运动由三个导向因素来决定，它们分别为：

1. **颞下颌关节或韧带的导向**　指颞下颌关节对下颌运动的限制。髁突既受"髁道"引导，也受"关节盘"制约；关节软骨和关节韧带也制约着髁突的运动。简要地说，下颌的运动受到上述软骨和韧带的限制。

2. **牙的导向**　取决于对颌牙的空间分布排列情况；此处，牙的殆面形态对咀嚼运动起重要的引导作用。

3. **肌肉的导向**　是依靠神经系统对咀嚼肌群的协调控制来实现的。此种"神经 - 肌肉引导机制"可使咬合动作以固定模式协调进行。

二、下颌运动的基本形式

（一）开闭运动

1. 开颌运动 正常情况下，开口时两侧颞下颌关节的运动是对称的。开口型：从正面观下颌下降时颏点运动的方向呈"↓"。为叙述方便，将开颌运动分为以下三个阶段，即小开颌运动、大开颌运动和最大开颌运动。

（1）小开颌运动 切牙处，下颌下降约2cm。髁突仅有转动，运动轴心在髁突。活动发生在关节下腔，此时关节盘基本不动。

（2）大开颌运动 切牙处，下颌下降2cm以上。髁突不仅有转动，同时还进行滑动。转动的轴心在髁突，而滑动的轴心则在下颌孔附近。因此，大开颌运动是转动和滑动两种运动相结合的运动，活动既发生在关节下腔，又发生在关节上腔，并且有两个运动轴心。

（3）最大开颌运动 打哈欠时的运动就是一种典型的最大开颌运动。最大开口度为4~6cm。最大开颌运动的后期，髁突仅转动而不再滑动。其运动轴心在髁突，活动仅发生在关节下腔，开颌运动达到最大限度。此时，颞下颌韧带、蝶下颌韧带和茎突下颌韧带同时被拉紧以限制髁突过度移动。

2. 闭颌运动 闭颌运动大致是与开颌运动相反方向的运动。此时，髁突又回到关节窝的后位。

（二）前后运动

前后运动具体可分为前伸运动和后退运动。

1. 前伸运动 前伸运动是两侧髁突的对称性运动，活动发生在关节上腔。前伸运动时，髁突和关节盘沿关节结节后斜面向前下方滑动。髁突在矢状面滑行的轨迹称为前伸髁道，前伸髁道与参考平面的夹角 α 称为前伸髁道斜度（图3-10）。参考平面可以是眶耳平面或 Camper 平面。

2. 后退运动 后退运动大致是循前伸运动原轨迹做相反方向的运动。髁突和关节盘沿关节结节后斜面向后上方滑行。多数情况下，下颌从牙尖交错位还能做少许后退，到达后退接触位。

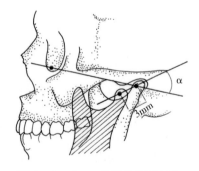

图3-10　角 α 为前伸髁道斜度

（三）侧方运动

当下颌在保持咬合接触的条件下向右或向左运动时，称为侧方运动。它是一种不对称的下颌运动。下颌偏向的一侧为工作侧，而另一侧为非工作侧。在下颌进行侧方运动时，非工作侧趋近下颌的中线。我们称下颌非工作侧的运动（即趋向中面的运动）为回中运动。

1. **工作侧髁突的运动**　侧方运动时，工作侧髁突基本上在做转动，同时有少许侧移（$W_1 \rightarrow W_2$，髁突可直向外或略偏上、下、前、后，其范围在一个顶部锥度约为 60° 的圆锥形空间范围内，圆锥的高度约为 3mm），称为 Bennett 运动（图 3-11、图 3-12）。Bennett 运动可均匀发生，也可能在开始运动阶段较迅猛地出现。即刻侧移指的是下颌侧向运动初始期发生的双侧髁突的位移现象。也就是说，在非工作侧的髁突向前下内运动之前，整个下颌会进行一种平行于铰链轴的运动，通常可作为颞下颌关节出现病变的诊断标准，例如关节囊或关节韧带松弛时就会出现即刻侧移。

2. **非工作侧髁突的运动**　非工作侧髁突（B）向下、前、内运动的轨迹在水平面的投影（C → B）与矢状面（CP）所构成的角度（G），称为 Bennett 角（图 3-11），该角的数值为 0°～20°，某些人两侧的 Bennett 角并不相等。Bennett 运动与 Bennett 角之间有什么关系呢？如果工作侧的髁突只做单纯旋转，则测得的 Bennett 角约为 6°，但是，由于 Bennett 运动引起侧移，因此 Bennett 角的平均值为 15°。非工作侧髁突向下、前、内运动的轨迹在矢状面的投影称为非工作侧髁道。非工作侧髁道(C' N')在前伸髁道(C' P')的下方，二者之间的夹角称为 Fisher 角（图 3-13）。当非工作侧髁道斜度大于前伸髁道斜度，前者居于后者下方时，Fisher 角称为正角度，反之称为负角度。正常人的 Fisher 角是正角度。如非工作侧髁道在矢状面记录上出现于前伸髁道之上方或二者之间有交叉，表明关节盘的运动存在障碍。

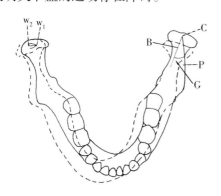

图 3-11　下颌向右侧运动时髁突在水平面的投影

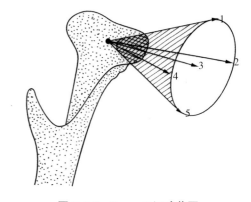

图 3-12　Bennett 运动范围
1. 侧上方　2. 侧后方　3. 侧方　4. 侧前方　5. 侧下方

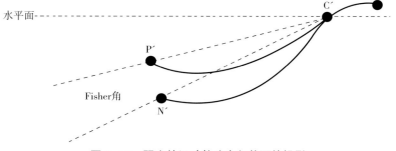

图 3-13　髁突的运动轨迹在矢状面的投影

克里斯坦森现象（Christensen）：丹麦牙科医生卡尔·克里斯坦森在进行关于全口义齿的髁道测量时，发现在上下𬌗堤之间存在着一道缝隙（图 3-14）。人们把下颌进行侧向或前伸运动时牙弓间存在的牙间不完全接触现象称为"克里斯坦森现象"。

克里斯坦森发现，在下颌进行前伸运动时，𬌗堤的后牙区会产生很大间隙，而在切牙区保持咬合接触。为了消除𬌗堤处的"间隙"则必须使𬌗堤呈曲线形状，它和纵𬌗曲线的形态相似，只是其曲率较大（图 3-15）。

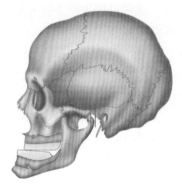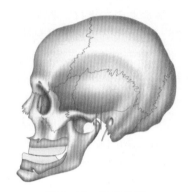

图 3-14　克里斯坦森现象　　　　　　　　　图 3-15　补偿曲线

曲线形的𬌗堤可以消除磨牙区𬌗堤处产生间隙，因此它也被称为"补偿曲线"。全口义齿的人工牙也应当按补偿曲线排列，其曲率随"髁道斜度"和"后牙牙尖斜度"而发生变化。

天然牙列中，克里斯坦森现象指的是当两个"髁突"向前下方滑动，下颌下降时，在后牙区产生前大后小楔形缝隙的现象（图 3-16）。它的意义在于：下颌前伸时，只有前牙有咬合接触，后牙脱离接触，这样就避免了后牙区产生𬌗干扰。

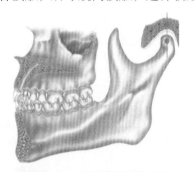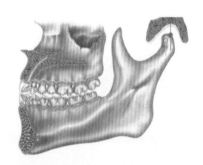

图 3-16　下颌前伸时的"Christensen 现象"（前牙接触，后牙分离）

横向克里斯坦森现象发生于下颌进行侧向运动的过程中，此时非工作侧的髁突滑向前下内。该侧下颌下降，于是该侧的牙脱离接触；而工作侧髁突转向"侧后方"，于是产生了功能性咬合接触（图 3-17）。这在完整牙弓中是必要的，以防止不工作的牙上出现"𬌗干扰"，后者会引起"牙周损伤"。

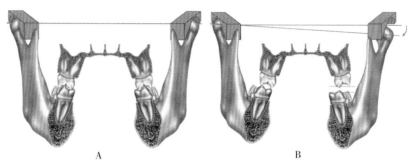

图 3-17　下颌做侧向运动时的"Christensen 现象"

A. 后牙咬于 ICP 位　B. 工作侧后牙接触，非工作侧后牙分离

知识链接

　　𬌗干扰：咬合高点阻碍或干扰了下颌在保持牙接触情况下所进行的顺畅协调的各项运动，从而迫使下颌发生偏斜运动或非功能接触。

　　早接触：下颌由姿势位闭合，到上下牙发生最初接触的颌位，只有少数牙甚至个别牙接触，而不是尖窝交错广泛的紧密接触。

三、下颌运动的范围

（一）边缘运动

　　边缘运动为下颌向各个方向所能做最大范围的运动。它代表下颌、颞下颌关节及其韧带和咀嚼肌的功能潜力。日常生活中的咀嚼、言语等功能性运动均包含在边缘运动轨迹的范围内，通常以下颌运动中切点的运动轨迹表示。

　　1. **切点边缘运动在矢状面的投影**　即 Posselt 图（图 3-18）。图中 RCP 为下颌后退接触位，ICP 为牙尖交错位，F 为最大前伸位，R 为下颌姿势位，E 为最大开口位，B 为正中关系位，h 为习惯性开闭口运动轨迹。①边缘运动的上缘为 RCP-ICP-F；②边

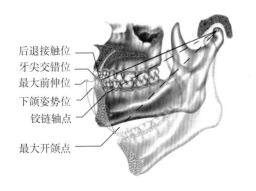

后退接触位
牙尖交错位
最大前伸位
下颌姿势位
铰链轴点
最大开颌点

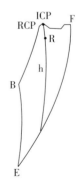

图 3-18　Posselt 图

缘运动的前界为 F-E；③边缘运动的后界为 RCP-B-E。

2. 切点边缘运动在水平面的投影　如图 3-19 所示：呈四边形，后方的两边构成哥特式弓，顶点为正中关系位。临床上可用哥特式弓描记法获取髁突的正中关系位。

3. 切点边缘运动在冠状面的投影　如图 3-20 所示：图中 ICP 为牙尖交错位，L、R 为左、右侧运动最大限度，E 为最大开口位，边缘运动的下端。图形的上界受牙齿解剖形态、咬合类型及磨耗程度的影响。牙齿严重磨耗者，上界相对平缓。垂直开口度和侧移位开口轨迹受关节、肌肉、韧带功能的影响，个体差异大。

边缘运动轨迹虽有个体差异，但在同一个体上具有较高的可重复性。临床上利用边缘运动轨迹的对称性、稳定性、流畅性和范围大小等特点，作为判断颞下颌关节功能状态的指征（图 3-21）。

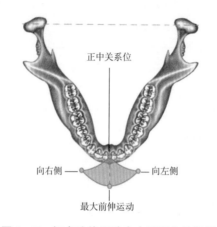

图 3-19　切点边缘运动在水平面上的投影

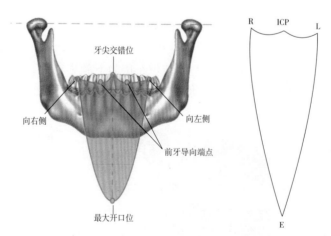

图 3-20　切点边缘运动在冠状面上的投影

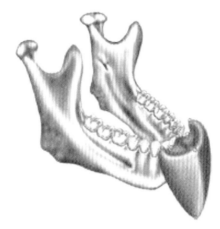

图 3-21 下颌切点边缘运动轨迹的三维空间范围

（二）功能运动

咀嚼运动的冠状面切点轨迹呈泪滴形，但存在个体差异。即使在同一个体，由于咀嚼不同性质、不同数量的食物及咀嚼的不同阶段，其轨迹的形态均有差异。图 3-22 从水平面显示了咀嚼活动时下颌运动的范围：RCP 为后退接触位，ICP 为牙尖交错位，IEC 为切牙对刃位，F 为最大前伸位，MR_1 为咀嚼运动初期下颌活动的范围，MR_2 为咀嚼运动后期下颌活动的范围。

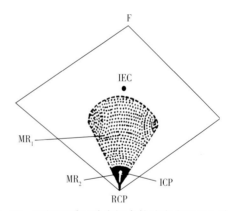

图 3-22 下颌咀嚼运动中切点轨迹在水平面上的投影

咀嚼运动过程可分为：

1. 前牙切割运动 一开始，下颌从牙尖交错位或下颌姿势位向下前方伸出，继则上升，上下前牙咬住食物，用力切割，食物被穿透后，下切牙切缘沿上切牙舌面向上后滑动，最终又回到牙尖交错位，这就是前牙切割运动的一个周期。

前牙切割运动的范围取决于前牙覆𬌗与覆盖程度：一般覆𬌗越深，下颌向下运动幅度越大；覆盖越大，下颌前伸距离也越大。

2. 后牙压碎和磨细运动 开始时，上下牙弓由牙尖交错位分开，下颌向一侧运动到上下牙颊尖相对，而后，下后牙颊尖颊斜面沿上后牙颊尖舌斜面滑动，最终返回牙尖交错位。食物性质对后牙运动有影响，食物较韧，则下牙颊尖舌斜面往往还要从中央窝沿上后牙舌尖颊斜面向舌侧再滑行约至牙尖斜面的一半，甚至多次反复，这时磨细的作用最大，牙齿的受力也最大。食物碎断之后，上下牙即分开，重复上述运动，周而复始，称为后牙的咀嚼循环。在此循环中，从上下牙颊尖相对到颊舌尖分开，这一过程才是真正的咀嚼运动，其余的均为准备动作。

3. 咀嚼周期 咀嚼运动有一定的程序和重复性，称为咀嚼周期。每个周期可分成几个连续的阶段（图3-23）：

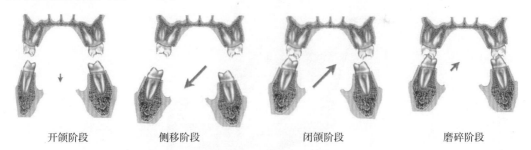

开颌阶段　　　　　　侧移阶段　　　　　　闭颌阶段　　　　　　磨碎阶段

图3-23　后牙的咀嚼周期

（1）开颌阶段　以下颌下降为起始，以便接纳食物。

（2）侧移阶段（或前伸阶段）　此时下颌移向工作侧或前伸，以便咬紧食物。

（3）闭颌阶段　下颌上升至牙尖接触或切缘相对，以便切断或穿透食物，但并未将其磨碎。

（4）磨碎阶段　下颌进入磨合状态，下颌颊尖颊斜面沿上颌颊尖舌斜面滑行，食物在强大压力作用下被磨碎，直至下颌回到牙尖交错位。此时下颌运动不仅受肌肉和颞下颌关节的控制，也受牙的𬌗面形态的控制。

在正常咀嚼时，捣碎和磨细多综合进行，通过牙齿对食物的挤压、穿刺及研磨，使之粉碎。前牙的切割和后牙的嚼碎是一个连续、重复的过程，前牙切咬下的食物被送至后牙反复捣碎磨细，直至形成食团吞咽入胃。在吞咽过程中，下颌到达一个稳定的位置，上下牙之间发生咬合接触。

第四节　𬌗面的形态与功能

后牙的𬌗面由尖窝沟嵴等元素构成。牙尖的位置、高度，窝沟的深度、方向，嵴的方向等变化，使得𬌗面形态各异。形态与功能密切相关，本节将详细阐述𬌗面形态与功能之间的关系及影响𬌗面形态的因素。揭示了颌位信息对𬌗面坐标系的影响，对于指导义齿𬌗面的功能性成形具有重大意义。

一、解剖𬌗面和生理𬌗面

后牙𬌗面从功能来看，有解剖𬌗面和生理𬌗面之分（图3-24）。解剖𬌗面以牙尖嵴和近、远中边缘嵴为界；生理𬌗面的范围更大一些，它还包括上颌后牙舌尖的舌斜面和下颌后牙颊尖的颊斜面。也就是说，生理𬌗面包括所有参与咬合的牙面。

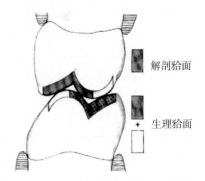

解剖𬌗面

生理𬌗面

图3-24　解剖𬌗面和生理𬌗面

二、殆面形态与功能的关系

前磨牙和磨牙的殆面具有明显的起伏，因此可有效地磨碎食物。在进行咀嚼时，下颌先垂直地向下运动，于是功能尖脱离了与对颌牙的窝和边缘嵴的接触。之后，下颌向工作侧移动，以便在此后能弧形地前进到与上颌接触的位置上。在与食物团接触之后，即开始了将其切断和磨碎的过程，此时凸起的牙尖嵴和三角嵴与带副嵴的牙尖斜面和边缘嵴发生接触。牙面上的沟裂则起引导作用，以便使功能尖在咀嚼动作的最后阶段能以较小的偏差进入相应的窝中，而不会对咀嚼动作形成干扰（图 3-25）。食物被嚼碎之后，则通过殆面上的沟裂和外展隙进入口腔前庭或舌侧空间中。

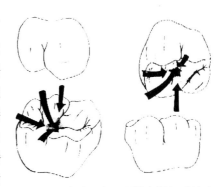

图 3-25　在殆面上显现的空间运动轨迹

小 结

牙尖、牙尖斜面和边缘嵴会把食物切断和磨碎。沟裂形成被嚼碎食物的外流通道，也是对颌牙的功能尖的滑入通道。

功能尖相对于对颌牙殆面所形成的运动轨迹取决于若干因素，例如前伸髁道斜度、Bennett 运动和两侧髁突间距等。其中最重要的几个参数应在配制大范围义齿时加以记录并转移到殆架上，以便在殆面制作蜡型阶段就能正确地再现这些位于殆面上的滑入和滑出轨道，使得对颌牙顺利地与其实现咬合接触。也就是将颌位信息与殆面坐标系理论相结合，形成义齿的功能性殆面。

仅当满足以下要求时，上述无障碍滑行才是可能的，即下颌在进行侧向运动、回中运动和前伸运动时能有充分的"殆分离"，而且各个个性化的滑入轨道间的夹角与相应的嵴和裂的夹角关系一致。图 3-26 显示的是下颌第一磨牙远中颊尖的运动轨迹投照在上颌牙上的影像。前伸运动轨迹称为前伸道，侧向运动轨迹称为工作道，回中运动轨迹称为滑行道。图 3-27 显示的是上颌第一磨牙近中舌尖的运动轨迹投照在下颌牙上的影像。

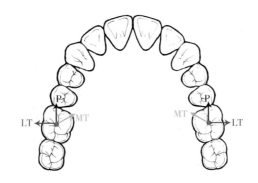

图 3-26　上颌牙上的运动轨迹

图中的起始点代表下颌第一磨牙的远中颊尖，P 为前伸运动，LT 为侧向运动，MT 为回中运动

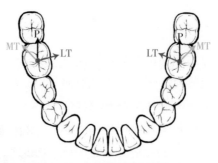

图 3-27 下颌牙上的运动轨迹

图中的起始点代表上颌第一磨牙的近中舌尖，P 为前伸运动，LT 为侧向运动，MT 为回中运动

假如不是这种情况，则下颌运动时，𬌗面上会磨出一些特征化的"小面"，这些磨耗面的形状与下颌运动的相应方向有关。当下颌进行前伸运动和后退运动时，有可能在上颌牙上形成磨耗面的位置见图 3-28；当下颌进行前伸运动和后退运动时，有可能在下颌牙上形成磨耗面的位置见图 3-29；当下颌进行前伸运动和后退运动时，有可能在上颌牙上形成磨耗面的位置见图 3-30；当下颌进行前伸运动和后退运动时，有可能在下颌牙上形成磨耗面的位置见图 3-31。

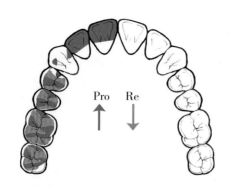

图 3-28 前伸、后退运动时上颌磨耗面的位置

Pro 代表前伸运动，Re 代表后退运动

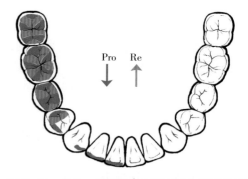

图 3-29 前伸、后退运动时下颌磨耗面的位置

Pro 代表前伸运动，Re 代表后退运动

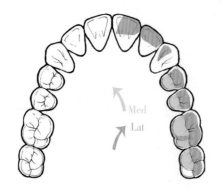

图 3-30 侧向、回中运动时上颌磨耗面的位置

Med 代表回中运动，Lat 代表侧向运动

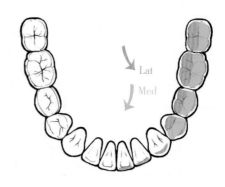

图 3-31 侧向、回中运动时下颌磨耗面的位置

Med 代表回中运动，Lat 代表侧向运动

三、𬌗面形态的影响因素

当下颌进行极限运动（例如回中运动、侧向运动和前伸运动）时，后牙𬌗面上的嵴和裂的分布和凸凹程度及上颌前牙的舌面形状都与一系列个性化的因素有关。具体地说，后牙的𬌗面形态及上颌前牙的舌面形状都是受以下参数制约的：①前伸髁道斜度；② Bennett 运动和 Bennett 角；③两侧髁突间的距离；④𬌗平面相对于前伸髁道的位置关系；⑤补偿曲线的形状；⑥前牙的覆𬌗和覆盖（切道斜度）。

（一）前伸髁道斜度

前伸髁道斜度越小，则下颌进行功能运动时后牙会越慢地脱离咬合接触。为了防止过载和咬合干扰，就要求牙尖斜度比较平缓、尖低窝浅。另一方面，当前伸髁道斜度较大时，应使牙尖斜度比较陡、尖高窝深（图 3-32）。当前伸髁道斜度较小时，上颌前牙的舌面必须具有较大的曲率，也就是较强烈地向内弯曲（图 3-33）。

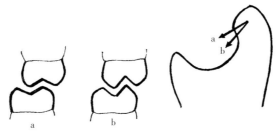

图 3-32　牙尖斜度与前伸髁道斜度的关系
当存在相同的前牙引导条件时，前伸髁道斜度越大（b＞a），则牙尖斜度应越陡

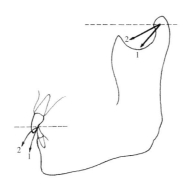

图 3-33　前伸髁道斜度对上颌前牙舌面曲率的影响
髁道斜度越大，则前牙舌面曲率应越小，以保证下颌进行功能运动时具有好的稳定性

（二）Bennett 运动和 Bennett 角

Bennett 运动的幅度越大和 Bennett 角越大，则牙尖应越低、窝应越浅，而且上颌前牙舌面的曲率也应越大（图 3-34）。

就下颌工作侧和非工作侧的运动轨迹（即工作道和滑行道）来说，Bennett 运动的幅度越大和 Bennett 角越大，上颌牙的轨迹越偏向远中，下颌牙上的轨迹则越偏向近中（图 3-35）。

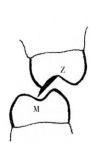

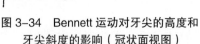

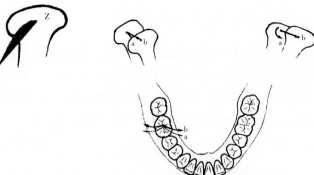

图 3-34 Bennett 运动对牙尖的高度和
牙尖斜度的影响（冠状面视图）
Z 代表牙尖交错位　M 代表回中运动

图 3-35 Bennett 运动对上颌工作道和
滑行道的影响
a. Bennett 运动幅度较小　b. Bennett 运动幅度较大

当工作侧髁突向侧前方运动时，上颌后牙的工作道和滑行道偏向近中，上颌前牙舌面的曲率则应较大。当工作侧髁突向侧后方运动时，上颌的相应轨迹会偏向远中。

当工作侧髁突向侧上方运动时，这就要求牙尖斜度较平缓、窝较浅，上颌前牙舌面的曲率则应较大。

当工作侧髁突向侧下方运动时，牙尖斜度应较陡，而上颌前牙舌面的曲率应较小（图 3-36）。

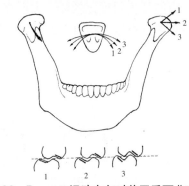

图 3-36 Bennett 运动方向对前牙舌面曲率和后牙
尖斜度的影响
1. 工作侧髁突向侧上方运动　2. 工作侧髁突向侧方运动
3. 工作侧髁突向侧下方运动

（三）髁突间距

两个髁突之间的距离越大，则工作道和滑行道越偏向近中，而且上颌前牙舌面的曲率越小（图 3-37、图 3-38）。

牙越接近髁突的垂直旋转中心，则工作道和滑行道间的夹角越小。

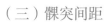

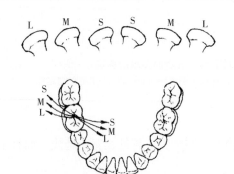

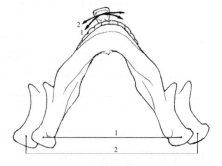

图 3-37 髁突间距对上颌牙工作道和滑行道的影响
L. 较大的髁突间距　M. 中等的髁突间距　S. 较小的髁突间距

图 3-38 髁突间距对上颌前牙
舌面曲率的影响
1. 髁突间距小　2. 髁突间距大

（四）解剖学殆平面的位置

解剖学殆平面指的是一个特定平面，该平面由下颌中切牙的近中邻接点（切牙点）和下颌第二磨牙的远中颊尖来确定。

解剖学殆平面和前伸髁道之间的夹角越小，则尖低窝浅（图3-39A）。如果解剖学殆平面和前伸髁道之间的夹角越大，则尖高窝深（图3-39B）。

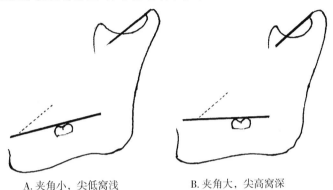

A. 夹角小，尖低窝浅　　　　　　B. 夹角大，尖高窝深

图3-39　解剖学殆平面和前伸髁道间的夹角对牙尖嵴高度的影响

（五）殆曲线的形状

殆曲线分为纵殆曲线和横殆曲线。

1. 纵殆曲线　纵殆曲线起始于下颌切牙切缘、尖牙牙尖，之后过渡到前磨牙和磨牙的颊尖连线上。

对于牙弓的稳定性来说，纵殆曲线的形状及尖牙和后牙的近远中倾斜角都具有非常重要的意义。临床上需检查一下，看看该曲线的形状是否正确。如果该曲线的曲率过大或者因牙位变化而导致曲线中断，则会引起殆干扰，此种干扰会妨碍下颌功能运动的顺利进行。

纵殆曲线曲率越大，则窝沟应越浅而牙尖应越低，因为在下颌进行前伸运动时，上下后牙间应有足够的殆分离（图3-40A）。当纵殆曲线的曲率较小时，则允许窝沟较深和牙尖较高（图3-40B）。

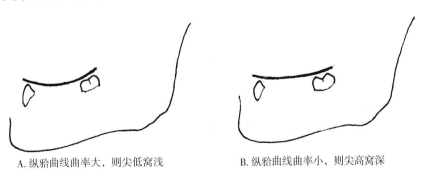

A. 纵殆曲线曲率大，则尖低窝浅　　　　　B. 纵殆曲线曲率小，则尖高窝深

图3-40　纵殆曲线的影响

2.横𬌗曲线 从冠状面观察，牙排列于一条向上凸的曲线，即横𬌗曲线，该曲线也被称为 Wilson 曲线。下颌后牙向舌侧倾斜，这使得其颊尖高于舌尖。同样，上颌后牙向颊侧倾斜，这使得上颌后牙的颊尖高于其舌尖。

如果患者的 Wilson 曲线形状不正常，则在下颌进行侧向运动时会发生早接触，这也将使咀嚼器官的功能受到很大影响。

当前牙的导向作用较弱或不存在时，下颌磨牙向舌侧的过分倾斜或者上颌磨牙向颊侧的过分倾斜都会在非工作侧（非咀嚼侧）引起干扰，即产生"𬌗干扰现象"。与此相应，下颌过高的舌尖和上颌过长的颊尖都会在工作侧（咀嚼侧）引起有害的早接触。

（六）前牙的覆盖、覆𬌗（切道斜度）

覆盖是指牙尖交错咬合时，上切牙切缘盖过下切牙切缘的水平距离；覆𬌗是指牙尖交错咬合时，上切牙切缘盖过下切牙切缘的垂直距离。下颌做前伸运动时，下颌切牙切缘沿上颌切牙的舌面向前下方滑行切缘运动的起点与终点的连线称为切道，切道与参考平面的夹角称为切道斜度。切道斜度与覆盖成反比，与覆𬌗成正比。覆盖增大，切道斜度降低，则在下颌进行前伸运动时，垂直方向的运动相应减小，因此，牙尖应较低，窝沟应变浅（图3-41A）。这一规则同样也适用于前牙的覆𬌗，覆𬌗增大，切道斜度加大，下颌垂直方向的运动增大，牙尖应较高，窝沟应较深（图3-41B）。

前牙导向面越陡和越长，则下颌在进行侧向前伸运动时就会越明显地旋转。这样一来，前面提到的制约因素就会在更大程度上失去意义。

从美学观点出发，前牙在形状和功能上是不能随意地加以改变的。

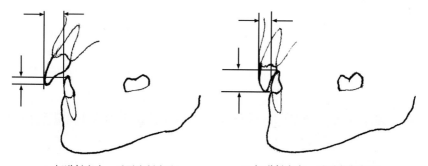

A.切道斜度小，后牙尖低窝浅   B.切道斜度大，后牙尖高窝深

图3-41　覆𬌗、覆盖与相应的牙尖高度

第五节　𬌗的规律

𬌗是指上下颌牙的一切咬合接触，既有静态𬌗，也有动态𬌗。比如牙尖交错位时的咬合接触称为牙尖交错𬌗，它是静态的。下颌做各种运动时，上下牙的接触即为动态，如前伸𬌗、侧方𬌗。𬌗规律指的是𬌗的特点，包括接触的种类、接触点的数量、分布特征、生理意义等。通常国外都是研究牙尖交错𬌗的规律，但与此同时，也需要了解动态𬌗的规律。

一、接触的种类

牙尖交错𬌗的接触方式有许多种，主要的接触方式是：

1. 尖 – 窝接触 ①牙尖与牙窝的三角嵴保持三点接触；②牙尖顶与较平的卵圆窝为一点接触。

2. 尖 – 边缘嵴接触 牙尖与相对两个边缘嵴接触。

3. 面式接触 上下牙牙间斜面的接触。

（一）尖 – 窝接触

1. 三点式接触 牙尖未能抵达窝底，而是与对颌牙牙窝三角嵴形成三点式接触，最常出现于未受损的天然牙弓中（图 3-42）。这种咬合方式稳定性极好，且𬌗力方向与牙体长轴一致。但前提是存在无障碍的前牙导向作用，即使前伸或侧移很小的距离，后牙也应立刻失去与对颌牙的接触。假如不能立刻脱离接触，则会引起偏离牙长轴方向的负荷。经常发生这样的早接触，就会刺激神经肌肉系统，引起夜磨牙和紧咬牙。义齿修复时，采用这样的咬合接触方式，对每个操作步骤精确性的要求都极高。倘若出现误差，如颌位关系的确定出现失误，则可能导致所有接触点发生变化，甚至全部消失。

2. 一点式接触 牙尖顶直达窝底，形成尖对窝的一点式接触（图 3-43）。尖 – 窝一点式接触在天然牙弓中很少出现，他们多半出现在义齿中。其优点是容易制作。当后牙区存在长正中的情况时，建议采用尖 – 窝一点式接触的修复方案。

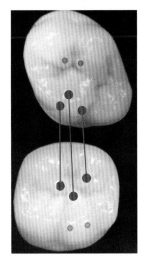

图 3-42 尖 – 窝三点式接触

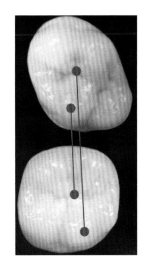

图 3-43 尖 – 窝一点式接触

一点式接触的缺点是咬合部位的磨损相当快。另外，牙弓咬合的稳定性也存在疑问。

（二）尖 – 边缘嵴接触

牙尖与对颌牙近远中边缘嵴发生两点式接触（图 3-44）。天然牙往往是尖 – 窝、尖 – 边缘嵴两种类型的混合型。尖 – 边缘嵴接触易引起食物嵌塞，进而导致牙龈炎。如果对

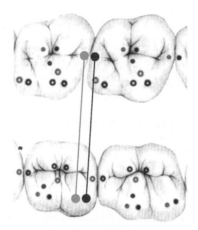

图 3-44　尖 – 边缘嵴两点式接触

后牙成形时能正确处理邻面接触关系，则可避免出现这种后果。

（三）面式接触

临床修复科患者多为中老年人，他们的天然牙齿𬌗面经过磨损以后，形成了磨耗斜面或平面。由磨损而形成的咬合接触典型特征是牙齿间呈现出不同程度的面式接触（图3-45、图 3-46 ）。

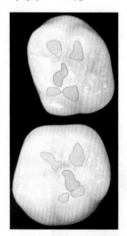

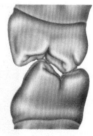 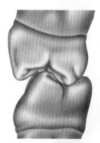 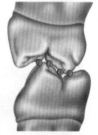

A.局部面式接触　　B.完全面式接触　　C.点式接触

图 3-45　面式接触　　　　图 3-46　不同程度的面式接触

牙齿磨耗产生的原因可以是由咀嚼食物引起的自然磨耗，也可由于精神紧张等因素而产生的病理性磨耗。

面式接触并不总是对口腔生理不利的，但是这种咬合接触降低咀嚼效率。在咀嚼时，需要相关肌肉做更多的功，即加重了肌肉的负担；牙间面式接触的另一缺点是牙位的稳定性差，即上下牙齿不能依靠尖窝锁结关系而使下颌真正稳定地停留在牙尖交错位上。

与面式接触相比，点式接触具有以下优点：

1.当下颌进行侧向运动时，这些触点不断发生交替，好像圆形的𬌗面之间发生滚动式运动。这样一来，当咀嚼压力相同时，点式接触的破碎效果就好一些。换句话说，面式接触想要获得同样的"压强"，就必须施加较大的咀嚼力。

2. 在下颌进行侧向运动时，点式触点会使牙承受较小的横向负荷。因为用较小的咀嚼压力可以产生同样的破碎效果，正如用锋利的刀可轻松地切开食物一样。

3. 小而变化的摩擦面可防止发生过大的磨损。

4. 当存在多点式接触时，摩擦面会显得"粗糙"，这有利于食物的"咬碎"和"磨烂"。

5. 殆面上出现的"三点式"接触有利于实现稳定的咬合。下颌稳定的位置是获得"牙间交错咬合"的前提。

在牙的生长过程中，各牙的位置为适应对颌牙而不断调整，而且牙根和牙周也适应于其承受的负荷而获得最佳形状，于是颞下颌关节、肌肉和相应的运动习惯等也形成一个和谐的系统。在一个正常的咀嚼系统中，牙上的磨损面是和谐产生的，它不会使系统的效率降低，其咬合精度非常高（3μm）。在义齿修复中，牙科技工很难制作出如此高精度的咬面配合，制作完成的义齿在口内会经常产生"高殆"现象。面式接触意味着临床医生在临床处理此类高殆情况时将会非常困难和费时，因此，现代许多殆修复方面的专著提出在重建殆面时，适当减小接触面的面积，采用点式殆接触，更容易形成精确和符合生理要求的接触关系，避免动态殆干扰的可能。

因此，必须使"接触点"准确地位于相应的生理系统中。如果殆接触点的位置不对，则会导致下颌进行侧向运动时出现"误接触"，引起殆面严重磨损和牙周过载。如果在义齿冠上出现上述的磨损点，则说明存在"不良接触点"。

> 结论：点式接触是最佳的咬合接触形式。义齿修复时，应尽可能恢复成点式触点。

当然，上述几种方式主要是后牙在牙尖交错位时的接触方式。上下颌前牙之间在牙尖交错位是否存在咬合？目前人们在这个问题上并没有取得一致意见。现实中，有一部分天然牙弓在牙尖交错位时，前牙无咬合接触；也有一部分人前牙此时存在咬合接触，不过即便在这种情况下，前牙接触的紧密程度也应低于后牙的接触程度。这是因为，后牙在承受咀嚼时会下沉，此时前牙才应开始发生接触。假如在上下前牙间不存在间隙，则后牙下沉时就会在前牙上引起持续的水平推力，并且带来不利后果。因此，理论上前牙的殆接触多在动态咬合时体现出来。

二、咬合触点的数量

后牙的主要功能是咀嚼食物，因此上下牙齿之间的接触关系非常重要，但是这并不代表牙齿间的接触点越多越好，不必要的接触点会造成殆干扰；接触点的缺失则会造成咬合不稳定，导致殆力传递不均匀及偏移现象，后果更加严重。

根据 Hellman 的正常殆标准，上下牙列共 138 个解剖接触点（图 3-47、图 3-48）。咬合接触的紧密程度、接触点的多少与颌肌的收缩强度成正比。通常我们观察到的接触点约为84个：上颌44个，下颌40个；前牙为1~2个，前磨牙为2~5个，磨牙为5~9个。义齿修复时，应根据基牙的牙周条件、缺失牙的数目适当设计接触点的数量。

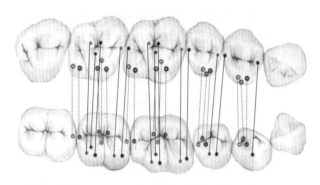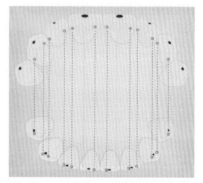

图 3-47　上下后牙咬合接触点的分布图　　　　图 3-48　上下前牙咬合接触点的分布图

三、接触点的分布规律

下面我们从冠状面、水平面、矢状面来观察最大牙尖交错位时接触点的分布规律。

（一）冠状面上下牙弓咬合接触情况

1. **每个牙都与对颌两个牙接触**　牙尖交错咬合时，上下牙列中线对正，上下颌牙齿前后交错，除了下颌中切牙及上颌最后一个磨牙外，其他牙均为一牙对应于对颌两牙的关系（图3-49、图3-50）。此种上下牙对位关系的意义在于：可使𬭸面接触面积最大，有利于提高咀嚼效率；一对二的牙尖交错咬合接触可以分散𬭸力，避免个别牙负担

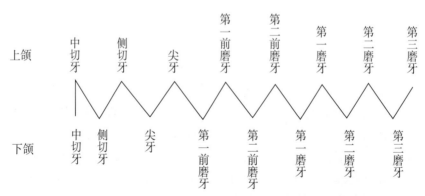

图 3-49　牙尖交错位时牙的对应关系

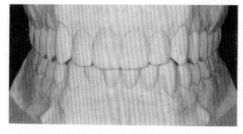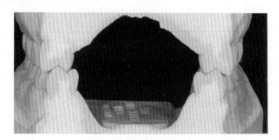

图 3-50　牙尖交错位的咬合关系图　　　　3-51　上下后牙颊舌向的咬合

过重；不会因为个别牙的缺失而导致无对颌牙咬合接触的现象发生。

2. 支持尖与引导尖　为了方便观察，我们把前牙切除，然后从颊舌方向来观察后牙的咬合，可以发现上下后牙都由颊侧尖和舌侧尖组成（图 3–51），其中上颌舌尖和下颌颊尖与对颌牙窝接触，其对咬合高度具有决定意义，称为支持尖；而下后牙舌尖和上后牙颊尖主要起切断食物和引导下颌运动的作用，因此称为引导尖（图 3–52）。支持尖约占后牙颊舌径宽度的 60%，引导尖占后牙颊舌径宽度的 40%（图 3–53）。

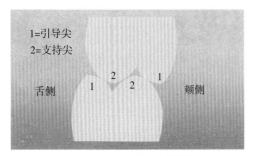

图 3–52　支持尖和引导尖

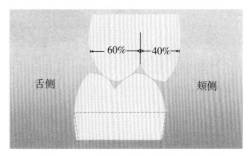

图 3–53　支持尖和引导尖的比例关系

3. 接触点颊舌向的分布规律　从颊舌向观察，接触点呈 A、B、C 三点分布原则。

A、B、C 三点的定义：A 点为下后牙颊尖颊斜面与上后牙颊尖斜面的接触区；B 点为下后牙颊尖舌斜面与上后牙舌尖颊斜面的接触区；C 点为下后牙舌尖颊斜面与上后牙舌尖舌斜面的接触区。

当 A、B、C 三点接触时，接触点在牙齿斜面上咬合时所产生的骀力方向有明显的夹角，使有害的水平方向的骀力相互抵消，产生了轴向负荷，使得整个牙的接触比较稳定，咬合关系也较稳定；当 A、C 点接触而 B 点不接触时，咬合关系不稳定，下牙可产生沿骀力作用方向移动的趋势（图 3–54）。如果 A、B 点接触而 C 点不接触，或 B、C 点接触而 A 点不接触，骀力都为垂直方向，不会出现咬合偏移现象，因此 B 点的接触十分重要。

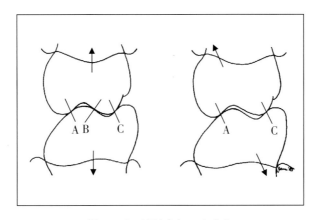

图 3–54　接触点与骀力方向

如果只是 B 点有接触，A、C 点无接触，也会出现有害的咬合回旋力（图 3-55）。

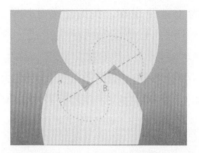

图 3-55　纯 B 点接触

4. 覆𬌗、覆盖　正常情况下，上牙列略大于下牙列，上牙列盖在下牙列唇（颊）侧，下牙列咬在上牙列舌侧，通常用覆𬌗、覆盖作为描述这一解剖关系的指标。

（1）覆𬌗（图 3-56）　是指牙尖交错位时，上颌牙盖过下颌牙唇（颊）面的垂直距离。对于前牙，它是指上切牙切缘与下切牙切缘之间的垂直距离，正常时为 2～3mm，也称浅覆𬌗。

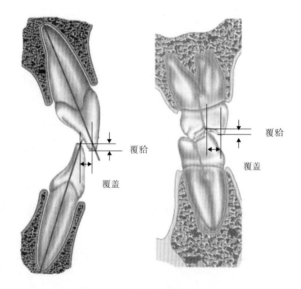

图 3-56　覆𬌗与覆盖

（2）覆盖（图 3-56）　是指牙尖交错位时，上颌牙盖过下颌牙的水平距离。对于前牙，它是指上切牙切缘与下切牙切缘之间前后向的水平距离，正常时为 2～3mm，也称浅覆盖。

正常覆𬌗、覆盖的生理意义：①上牙列的切缘与颊尖覆盖着下牙列的切缘与颊尖，使唇颊软组织受到保护而不致被咬伤；②在牙列的舌侧，下后牙的舌尖覆盖着上后牙的舌尖，对舌缘起着重要的保护作用，使之在咀嚼食物时不会被咬伤。

（3）前牙覆𬌗、覆盖关系分类（图 3-57）　根据前牙的覆𬌗、覆盖关系，可以将牙尖交错咬合分为以下几种类型：

①正常覆𬌗、覆盖：通常用浅覆𬌗、浅覆盖来作为正常的指标。

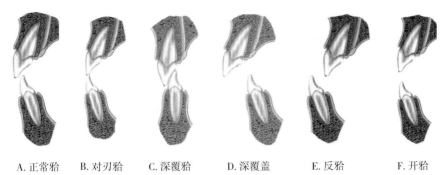

A. 正常𬌗　　B. 对刃𬌗　　C. 深覆𬌗　　D. 深覆盖　　E. 反𬌗　　F. 开𬌗

图 3-57　前牙覆𬌗、覆盖分类

②深覆𬌗：指牙尖交错咬合时，上切牙盖过下切牙的唇面超过切 2/3 以上。

③深覆盖：指牙尖交错咬合时，下切牙咬在上切牙舌面的切 2/3 以上，而且上前牙向唇侧倾斜程度较大。

④对刃𬌗：指牙尖交错咬合时，上下牙切缘接触，覆𬌗、覆盖均为零的前牙咬合关系，或上下颌后牙以颊尖相对。该种𬌗型对切割功能及面型均有一定程度的影响。

⑤反𬌗：牙尖交错咬合时，下前牙咬在上前牙的唇面，覆盖为负值。该𬌗型对切割功能、面型、唇齿的发音等有较大的影响。

⑥开𬌗：牙尖交错咬合时，上下牙列部分前牙甚至前磨牙均不接触，上下牙切缘之间在垂直方向有空隙。此种𬌗型使切割功能完全丧失，对发音和面型的影响较大。

（4）后牙覆𬌗、覆盖关系分类（图 3-58）

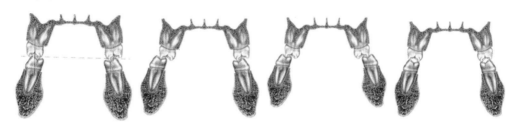

A. 正常𬌗　　　　B. 一侧后牙反𬌗　　　C. 双侧后牙反𬌗　　　D. 后牙对刃𬌗

图 3-58　后牙覆𬌗、覆盖分类

①正常覆𬌗、覆盖：后牙覆𬌗、覆盖正常时，上牙列包盖在下牙列颊侧，同时下牙列包盖在上牙列舌侧，上下颌牙尖交错嵌合，密切接触。

②后牙反𬌗：表现为下后牙的颊尖咬在上后牙颊尖的颊侧。

③锁𬌗：表现为上后牙的舌尖咬在下后牙颊尖的颊侧。

④反锁𬌗：表现为下后牙的舌尖咬在上后牙颊尖的颊侧。

⑤对刃𬌗：表现为上下后牙颊尖与颊尖相对咬合、舌尖与舌尖相对咬合。

（二）水平面上接触点的分布

1. 主动中位结构与被动中位结构　牙尖交错咬合时，上颌磨牙的舌尖咬合于下颌磨牙的中央窝和边缘嵴，下颌磨牙的颊尖咬合于上颌磨牙的中央窝和边缘嵴。功能尖被称为主动中位结构，而边缘嵴和中央窝被称为被动中位结构。上下颌接触点都集中于主动中位和被动中位结构（图3-59）。

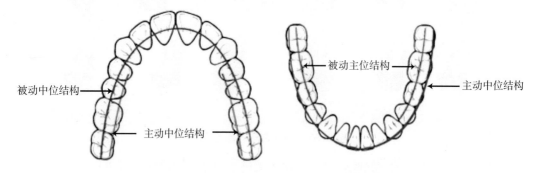

图3-59 主动中位结构与被动中位结构

2. 前牙区接触点的分布　牙尖交错位时，上颌中切牙接触点位于舌面近远中边缘嵴，分别对应于下颌中切牙切缘近中部分和下颌侧切牙切缘近中部分。上颌侧切牙接触点位于舌面近远中边缘嵴，分别对应于下颌侧切牙切缘远中部分和下颌尖牙近中牙尖嵴。上颌尖牙接触点位于舌面近远中边缘嵴，分别对应于下颌尖牙远中牙尖嵴和下颌第一前磨牙颊尖近中牙尖嵴（图3-60）。

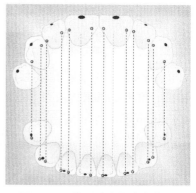

图3-60 前牙咬合触点分布图

3. 后牙区接触点的分布　后牙区的接触点都分布于主动中位结构和被动中位结构上（图3-61、图3-62）。

上颌4号牙的舌尖咬合于下颌4号牙和5号牙的边缘嵴上；上颌5号牙的舌尖咬合于下颌5号牙和6号牙之间的边缘嵴上；上颌6号牙的近中舌尖咬合于下颌6号牙的中

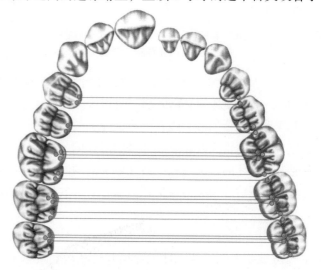

图3-61 上牙弓的主动中位对应下牙弓的被动中位

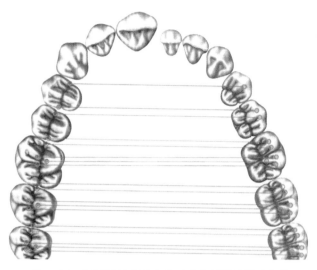

图 3-62　下牙弓的主动中位对应上牙弓的被动中位

央窝处；上颌 6 号牙的远中舌尖咬合于下颌 6 号牙和 7 号牙的边缘嵴上；上颌 7 号牙的
近中舌尖咬合于下颌 7 号牙的中央窝上；上颌 7 号牙的远中舌尖咬合于下颌 7 号牙的远
中边缘嵴上（图 3-61）。

　　下颌 4 号牙的颊尖咬合于上颌 4 号牙的近中边缘嵴上；下颌 5 号牙的颊尖咬合于
上颌 4 号牙和 5 号牙的边缘嵴上；下颌 6 号牙的近中颊尖咬合于上颌 5 号牙和 6 号牙的
边缘嵴上；下颌 6 号牙的远中颊尖咬合于上颌 6 号牙的中央窝处；下颌 7 号牙的近中颊
尖咬合于上颌 6 号牙和 7 号牙的边缘嵴上；下颌 7 号牙的远中颊尖咬合于上颌 7 号牙的
中央窝处（图 3-62）。

　　图 3-61 和图 3-62 中每个牙接触点的数目及位置都是非常重要的咬合基础理论，
要求每个学生都要拿模型进行实际描画，直至完全理解并可熟练标记接触点。

（三）矢状面咬合接触情况

　　1. 上下尖牙的对位关系（图 3-63）　临床上常以尖牙接触关系和第一磨牙接触关
系为标志来描述上、下颌牙列的近远中接触关系。

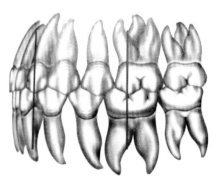

**图 3-63　牙尖交错位时尖牙及第一磨
牙的对位关系**

　　尖牙接触关系大体上反映了前牙的近远中向
接触关系正常时上颌尖牙的近中舌斜面与下颌尖
牙的远中唇斜面相接触。

　　2. 上下颌第一磨牙的对位关系（图 3-63）　第
一磨牙关系大体上反映了后牙的近远中向接触关
系正常时上颌第一磨牙的近中颊尖对着下颌第一
磨牙的颊沟，下颌第一磨牙的近中颊尖对着上颌
第一磨牙与第二前磨牙之间的殆外展隙，上颌第
一磨牙的近中舌尖咬在下颌第一磨牙的中央窝内。
此时上下第一磨牙为中性关系。

3. 从矢状面来观察接触点的分布规律　标记出牙齿𬌗缘线、轴嵴、三角嵴（图3-64），可以清楚地看到，𬌗面每一个牙尖的三角嵴都有近中斜面和远中斜面。上下颌咬合状态下，我们把上颌颊侧去除（图3-65），得到了一个在矢状面的咬合接触情况。

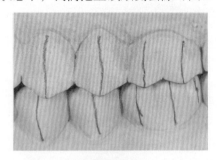

图3-64　描画出颊轴嵴

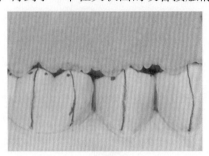

图3-65　削去部分上颌颊尖

仔细观察可以发现：在矢状面上，上颌磨牙牙尖远中斜面与下颌磨牙近中斜面接触，称之为前止接触。上颌磨牙牙尖近中斜面与下颌磨牙远中斜面接触，称之为后止接触。前止接触和后止接触点必须同时发生接触。

如果过度调𬌗，失去了前止接触或后止接触（图3-66），闭口运动时就会出现下颌牙齿滑动、不稳定的危险，而且会降低咬合高度，增加咀嚼肌负担，影响咬合。

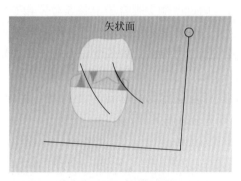

图3-66　过度调𬌗

牙尖间只有前止接触，上下牙齿就会继续滑动直至出现一个后止接触

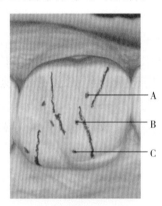

图3-67　接触点仅存于牙尖远中斜面

如图3-67所示，形成了冠状面的A、B、C三点接触，但是仔细观察，所有的接触点都位于牙尖的远中斜面。这种咬合会使下颌牙滑动至最少在牙尖三角嵴的近中斜面有一个接触点为止。相反，如果所有的接触点都位于牙尖的近中斜面，也会出现同样的问题。

所以，必须要保证矢状面上这两种接触的均匀存在，不论是天然牙、固定义齿还是活动义齿中，我们都要充分考虑到这个问题。

四、骀接触的生理意义

1. 撕裂和嚼碎食物。

2. 使牙的位置处于稳定状态，并且在咀嚼周期的终结段通过分布于牙周膜中的感受器发送出一些信号，这些信号可使闭口肌立刻停止发挥作用，以便重新开始张口，进行下一个咀嚼循环。此种反射系统可有效地防止因咀嚼肌群的作用而引起的骀力过载。

五、动态骀

前面重点讲解了牙尖交错骀的接触点分布规律，是静态的，我们称之为静态骀。我们在进行义齿修复时，首先必须建立正确的静态骀，这是保证修复成功的基础。但是，咀嚼运动是动态咬合的过程，人们在咀嚼食物的过程中，除了做开闭口咬合运动外，还会用下前牙做前伸咬合运动以便切断食物，然后把食物送往工作侧后牙间加以捣碎，最后再做精细的研磨运动。因此，我们还必须了解牙齿在偏离牙尖交错位做侧方、前伸、后退运动时，牙齿间接触关系所发生的变化。这种运动状态下的接触点分布规律，我们称之为动态骀。

所谓"生理骀"是指在咀嚼过程中不会对牙体、牙周、颞下颌关节和肌群造成病态变化。其特点是前牙和后牙交替工作，也就是说，牙弓咀嚼面顺次接班式工作，这时"切牙和尖牙导向功能"替代了颞下颌关节的导向作用。

咬合总是从单侧开始，因此"非工作侧"的牙列应脱离咬合，以便防止该侧发生干扰性的滑动接触；为了咬断食物，应使前牙发生选择性的"切咬"，但又不会使后牙发生有害的滑动接触。为了描述在咀嚼过程中随下颌的前伸和侧向运动而发生的各组牙之间的选择式咬合，将动态骀分为三种类型：①前牙导向骀；②组牙功能骀；③双侧平衡骀。

（一）前牙导向骀

下颌进行功能运动时仅依靠前牙来实现导向，为前牙导向骀。此时后牙脱离咬合，因而可以防止过载。

前牙导向骀分为两种：一种是当下颌进行任何功能运动时，后牙立刻脱离咬合而依靠前牙来实现导向；另一种是下颌必须首先脱离最大牙尖交错咬合，牙尖斜面间滑动0.5 ~ 1.0mm 的距离，直至上下颌前牙发生接触而产生导向作用。

当下颌进行前伸运动时，最好是 6 个上颌前牙均能与相应的下颌前牙发生接触（图3-68A），在最不利的情况下也应存在上颌中切牙与下颌切牙间的接触。当下颌进行侧向运动时，尖牙独自起导向作用，又称尖牙保护骀（图3-68B）。在下颌进行侧向前伸运动时，仅有那些位于工作侧的前牙产生接触（图3-68C）。

前牙的牙周感受器比后牙具有更高的触觉灵敏度，这也说明了前牙具有天生的导向作用，它可以防止前牙因为承受过高的骀力而松动。为了不妨碍这种高触觉灵敏度，临床上尽量不要在前牙上制作联冠。

前牙导向骀的特征是，在下颌进行任何功能运动时均可保证后牙及时脱离咬合。因

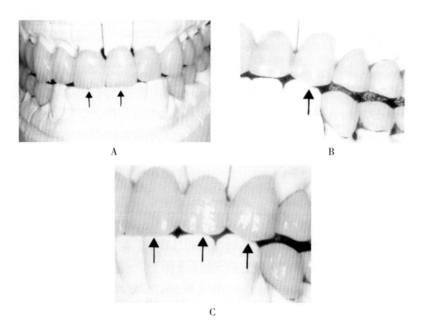

图 3-68　前牙导向殆

A. 在前牙导向殆中，当下颌进行前伸运动时，由上颌前牙对下颌前牙提供导向
B. 尖牙保护殆，下颌进行侧向运动时，尖牙独自起导向作用，其余牙全部脱离咬合
C. 当下颌进行侧向前伸运动时，工作侧前牙起导向作用

此，牙科技工在对义齿殆面进行成形时具有较大的自由度。多数牙科医生都把前牙导向殆作为修复天然牙弓时所追求的目标。

一般来说，前牙导向殆不适用于全口义齿，主要是因为义齿可能发生翘动。

（二）组牙功能殆

组牙功能殆多见于磨损后的牙列，工作侧尖牙不是单独起到导向作用，而是在工作侧后牙出现"群效应"。也就是说，先是位于工作侧的前磨牙发生接触，接着该侧的磨牙也发生接触，非工作侧后牙则完全脱离咬合状态（图 3-69）。

年轻人多为尖牙保护殆，年长者多为组牙功能殆。随着年龄的增长和牙的磨耗，尖牙保护殆也可以变为组牙功能殆。

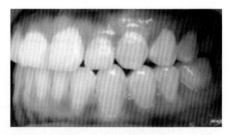

图 3-69　组牙功能殆

当技工为患者进行义齿制作时，应该先分析该患者是否属于组牙功能殆。组牙功能殆患者义齿中如果包括尖牙，要特别注意不能做成尖牙保护殆，以免义齿崩瓷或导致基牙松动。正确的方案：侧方运动时，工作侧尖牙与前磨牙应同时发生接触，其余后牙咬合强度应从前磨牙到磨牙方向逐渐下降，非工作侧后牙则完全脱离咬合状态。

另外，当尖牙牙周受损发生松动时，也应让工作侧前磨牙一起参与导向，以便减轻尖牙的负担。

（三）双侧平衡骀

双侧平衡骀的特点是下颌进行功能运动时，牙齿间存在双侧均匀咬合接触（图 3–70）。

在天然牙中几乎不存在双侧平衡骀，即使牙弓经过了严重磨损，非工作侧的牙列间也总是存在一个窄的间隙，除非承受较大的功能负荷时，由于下颌体发生了弹性变形，在非工作侧才能发生牙间咬合接触现象。因此，双侧平衡骀不适用于天然牙弓或固定义齿修复。在全口义齿技术中，为了保证义齿在空载运动与咀嚼运动时的稳定性，就必须在下颌进行功能运动时存在多点咬合接触，这时就应该

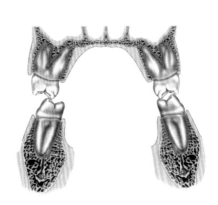

图 3–70　双侧平衡骀

采用双侧平衡骀。无牙颌患者丧失了牙周膜上的神经感受器，对于平衡侧的骀接触不会发送干扰信号到大脑，同时义齿下方起支撑作用的黏膜具有一定的弹性，而允许义齿少许下沉以适应平衡侧的骀接触，因此可以防止义齿摆动，同时又避免了神经干扰现象的存在。

六、下颌运动时出现的骀触点

前面我们学习了静态骀时接触点的分布规律，除此之外，还应掌握下颌运动时接触点的运动轨迹。从"静态骀"到具有选择式牙间接触的"动态骀"的这一过渡，发生于水平范围为 0.5 ~ 1.0mm 的"运动域"内，此"运动域"被称为"骀域"。

当下颌进行前伸运动时，下颌切缘与牙尖的触点沿着上颌"边缘嵴"或者"中央沟"滑向近中。在下颌，运动轨迹指向远中；在上颌，运动轨迹指向近中。

当下颌进行侧向运动时，不论对于上颌和下颌及工作侧和非工作侧，都必须分别加以分析：①在上颌的工作侧，对颌牙牙尖从牙尖交错位出发，通过"骀外展隙"或者磨牙的颊沟向颊侧移动。②在下颌的工作侧，牙尖从牙尖交错位通过"骀外展隙"或者磨牙的舌沟趋向舌侧。③当运动幅度很大时，工作侧的骀触点消失。④在上颌的非工作侧，对颌牙牙尖滑向舌侧。⑤在下颌的非工作侧，相应的牙尖滑向颊侧。

天然牙列中，正常情况下非工作侧在侧向运动时没有骀触点，这一点在设计固定义齿时应加以考虑。

在全口义齿中，起稳定作用的"平衡触点"位于上颌牙的舌尖或者下颌牙的颊尖上。

表 3–2　前伸运动与后退运动时的咬合接触

骀类型	前伸运动咬合接触	后退运动咬合接触
前牙导向骀	上颌切牙	上颌后牙牙尖的近中斜面与下颌后牙牙尖的远中斜面接触
组牙功能骀	上颌切牙	上颌后牙牙尖的近中斜面与下颌后牙牙尖的远中斜面接触
双侧平衡骀	前牙与后牙同时接触	上颌后牙牙尖的近中斜面与下颌后牙牙尖的远中斜面接触

表 3-3　侧方运动时的咬合接触

𬌗类型	工作侧	非工作侧	适用范围
尖牙保护𬌗	上下尖牙发生接触，后牙全部脱离咬合	所有牙齿全部脱离咬合	理想天然牙齿及固定义齿修复
组牙功能𬌗	尖牙与后牙发生接触，牙间接触强度尖牙处最高，向远中接触强度逐渐降低	所有牙齿全部脱离咬合	自然磨耗的天然牙齿及固定义齿修复，也可应用于尖牙有不同程度松动的替代补偿义齿修复
双侧平衡𬌗	上下尖牙发生接触，后牙也同时接触	后牙同时发生咬合接触	全口或半口活动义齿修复

思考题

一、名词解释

经验水平面	眶耳平面	camper 平面	覆𬌗
覆盖	修复𬌗平面	解剖𬌗平面	𬌗
牙尖交错位	正中关系位	后退接触位	下颌姿势位
解剖𬌗面	生理𬌗面		

二、填空题

1. 眶耳平面与𬌗平面的夹角是_____。

2. 均值𬌗架设计的基本原理是_____和_____。

3. 𬌗接触类型可分为三种：尖－窝接触、_____和_____，其中尖－窝接触又分为两种类型，分别是_____、_____。

4. 接触点颊舌向分布呈现 A、B、C 三点接触，A 点位于_____，B 点位于_____，C 点位于_____。

5. 接触点近远中方向应设计_____和_____。

三、问答题

1. 牙尖交错位、正中关系位、后退接触位、下颌姿势位有何生理意义？

2. 请分析影响𬌗面形态的因素。

3. 总义齿试戴发现前伸时，前牙接触，后牙区无咬合接触，原因是什么？如何解决此问题？

4. 什么是前牙导向𬌗？前牙松动的患者如何设计前牙导向𬌗？

5. 什么是尖牙保护𬌗？尖牙缺失时，如果选择固定义齿修复，应设计为何种𬌗型？

6. 深覆盖、深覆𬌗的患者进行前牙美容修复时应注意哪些问题？

第四章　义齿制作需要的咬合信息

 本章导读

　　本章主要介绍与义齿制作相关的咬合信息的采集方法。义齿制作过程中需要医生采集和传递给技工的咬合信息，其中最重要的是：上颌相对于颅骨及铰链轴的三维位置关系；上下颌骨之间的三维位置关系；下颌运动时的动态颌位关系。技工虽然不需要掌握咬合信息的采集方法，但只有了解了咬合信息的意义和采集方法，才能正确应用它。

　　医技间的信息传递是制约修复体质量的关键环节，也越来越受到医技两方面的重视。医技交流包含许多方面，但患者咬合相关信息的传递，对优殆义齿的制作起到至关重要的作用。

　　医生具有掌握患者咬合信息的主动性，技工仅拥有一副模型和一个模拟下颌运动的殆架，上下颌模型如何准确对位，对位好的上下颌模型应安装在殆架中的什么位置，是义齿制作成败的关键。因此，医生不应只传递给技工一副精确的模型，还应准确采集并传递患者咬合的其他相关信息。医生传递咬合信息的方式有两种：一种是把所获得的信息以参数的形式标注于设计卡交给技工，如前伸髁导斜度、Bennett角、髁突间距等；另一种是把模型正确安装于可调式殆架，并调好各参数值，然后把带有咬合信息的殆架交给技工。

第一节　上颌位置的确定

　　牙齿最重要的功能是嚼碎食物。当患者部分或全部牙齿缺失后，技工为之制作的义齿应恢复其咀嚼功能。可是仅仅靠颌位关系记录，把上下颌模型对位于牙尖交错位，并不一定能保证咀嚼系统的无障碍运行。这是因为咀嚼系统由颞下颌关节、牙弓和神经肌肉系统构成，是一个动态的、复杂的生物机械系统，包括开闭口、前伸、侧方运动和转动等各种运动形式。当下颌进行幅度为 18 ~ 25mm（在切牙处测量）的开闭口运动时，髁突只在原地转动，无滑行，此时连接两侧髁突中心的假想轴被称为铰链轴。要确定上下颌模型在殆架上的三维空间位置，就要先确定患者的上颌相对于颅骨及铰链轴的三维空间位置，再把它转移至殆架。

一、意义

𬌗架是模拟咀嚼系统静态和动态关系的机械装置，模拟的精确度与上下颌模型在𬌗架上的安装位置有关。

（一）矢状面转动半径的影响

下颌做铰链运动（小张口）时，牙尖到铰链轴的距离不同，其闭口弧的半径就不一样，牙尖运行轨迹也不一样。例如简易𬌗架，其髁轴到牙尖的距离远小于患者口内铰链轴到牙尖的距离。闭口弧如图 4-1 所示：

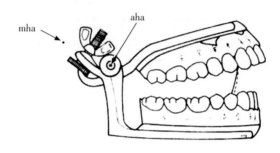

图 4-1　小的𬌗架的髁轴（aha）和下颌铰链轴（mha）
aha 与 mha 不同，这样在𬌗架上的闭口弧（虚线）与下颌的闭口弧（实线）有较大差异

𬌗架上的闭口弧比实际情况陡得多。如果临床医师𬌗记录抬高了，技工制作义齿时直接降低𬌗架的上颌体，将导致牙齿咬在一个与患者口内不同的颌位上，形成错误的接触点。

（二）水平面旋转半径的影响

下颌做侧方运动时，非工作侧的髁状突沿一定的轨道滑向下前内。如果只看运动轨迹在水平面的投影，切点到铰链轴距离不同时，其运动轨迹也是有很大差异的（图4-2）。

如果临床医师只提供颌位记录，由于牙尖顶到𬌗架转动轴的距离与患者口内实际情况存在差异，必然导致侧方运动轨迹的差异；而技工进行义齿𬌗面成形时，是根据牙尖的运动轨迹来建立𬌗面坐标系的，因此修复后常常出现侧方运动时的咬合干扰（前牙区比后牙区更明显）。

（三）𬌗平面相对于参考平面（眶耳平面或坎培尔平面）的倾斜角不同

因为患者的颅骨构造因人而异，因此𬌗平面相对于水平面的角度也因人而异。技工不可以随意调节𬌗平面。除了铰链轴点，还需要位于颅骨上的第三个具有个人特点的参照点或者一个平面。以此为依据把模型装于𬌗架上，才能充分反映患者的个人特点。

如果应用一定手段将上下牙弓在三维空间中的准确位置关系转移到一个半可调或全可调𬌗架上，则可相对精确地模仿下颌的实际运动轨迹，使修复体的𬌗面坐标系更准

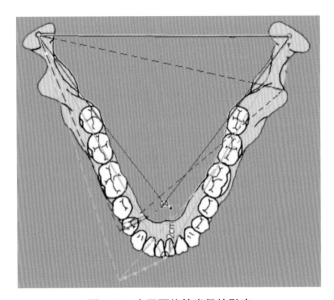

图 4-2　水平面旋转半径的影响

当前牙切点到𬌗架髁轴距离正确时，运动轨迹也正确；但当距
离缩短 2cm（实线）时，则前牙切点的运动轨迹就会明显发生变化

确。待修复体完成后，只需在口内做小的调改就可以了。

二、确定方法

如何将上颌的三维空间位置转移至𬌗架呢？面弓转移是常用的一种方法。

（一）面弓

面弓是把上颌牙弓的位置从患者口内转移至𬌗架的工具。在市场上有许多种，均是由𬌗架生产厂家开发出来与其相适应的面弓。不同型号的𬌗架，配合相应的面弓，各面弓的结构和原理基本相同。本书仅介绍吉尔巴赫快速面弓。

快速面弓由 4 部分构成（图 4-3）。

1. **弓体**　弓体由环形的金属梁形成，有双侧的侧臂和前方的前臂，侧臂末端各有一个圆形的耳球，面弓记录时此耳球需插入患者的外耳道。距耳球前上方约 13mm，侧臂的两侧各有一小针，是为上𬌗架时将此针插入髁梁外端的孔洞中而设计。弓体的正前方有一个髁间距调节螺钉，松开此螺钉，弓体可左右向调整距离，以适应不同髁间距的患者。在髁间距调节螺钉的侧方有一凹槽，是鼻托的连接位置。在弓体的前方正面有一凹槽，是万向锁的连接位置。

2. **𬌗叉**　𬌗叉由叉体和叉柄构成，叉体又分两种结构：一种是叉形叉体，适用于全口义齿蜡堤的面弓转移；另一种是孔形叉体，较为常用。叉柄位于叉体的前侧方，目的是避开𬌗架上的切导针，叉柄末端有一凹槽，与万向锁上的固定螺钉相连接。

3. **万向锁**　万向锁分三段，中间由金属关节所构成。前段与弓体相连接，有一个固定螺钉，将端头嵌入弓体的凹槽内，并固定螺钉，可实现与弓体的连接。后段与𬌗叉

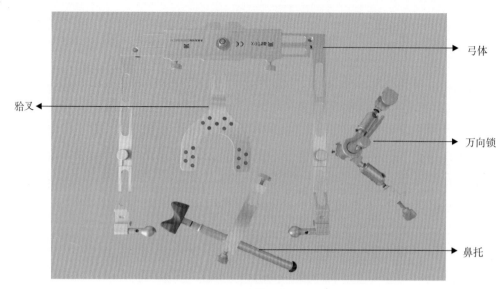

弓体

殆叉

万向锁

鼻托

图 4-3　面弓的构成

连接，将殆叉柄嵌入末端的凹槽内，并固定螺钉，可实现与殆叉的连接。中间部分为中央锁。松开中央锁，则万向锁的三部分可自由全方位地活动；固定中央锁，则将弓体和殆叉牢固地连接成一个整体。

4.**鼻托**　鼻托由垂直和水平部分构成，垂直部分可嵌入弓体上，并有螺钉固定。水平部分有一圆杆，可插入垂直部分上部的孔洞中。矢状方向调节来调整鼻托到鼻根底的位置，位置确定后，可用上方螺钉固定鼻托的位置。

（二）面弓转移的原理

面弓转移能准确反映铰链轴的位置，通过后部铰链轴的两点和前部第三参考点，完全锁定上颌与颅骨及铰链轴的三维关系，并转移至殆架上（图 4-4）。过去我们对面弓转移的重要性认识不足，很多修复方面的问题都与没有使用面弓转移有关，如咬合问题引起的肌肉与颞下颌关节的不适等。现在的观点是：即便只修复一颗牙齿，也应采用

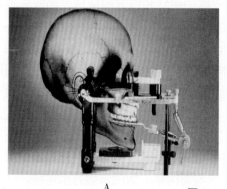

A

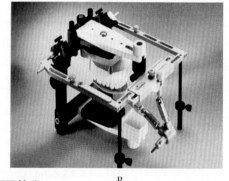

B

图 4-4　面弓转移

A. 面弓转移上颌与颅骨及铰链轴三维空间位置关系的原理
B. 把采集的三维位置信息准确地转移到殆架上

面弓转移上颌的三维空间位置。

1.铰链轴位置　铰链轴的确定是面弓转移的关键点，确定越准确，模型在𬇕架上的位置就越准确。确定铰链轴的方法有运动描记和经验铰链轴两种方法。前者较复杂，很少使用，后者在临床上较常用（表4-1）。

表4-1　经验铰链轴

经验铰链轴点的测量和标记	运动轴点6mm内的经验点（%）	研究者
距耳屏后缘向外眦方向 13mm	98.0	Schallhorn
	92.1	Beyron
	58.3	Beck
外耳道前缘前方 13mm	16.7	Beck
	40.0	Lauritzen 和 Bodner
距耳屏根部向外眦方向 13mm	33.0	Teteruck 和 Lundeen
外耳道中点前 10mm，Frankfort 平面下 7mm	83.3	Beck
耳轴	75.5	Teteruck 和 Lundeen

快速面弓依靠经验铰链轴点具有较高的准确性，且操作简便。所确定的铰链轴75% 位于距真正铰链轴 6mm 的范围内。

2.第三参考点　面弓转移时，为了实现正确的三维空间定位，需要选择 3 个参考点：两个牙弓后部参考点及一个牙弓前部参考点。其中后部两个参考点决定铰链轴。后部参考点的位置可以是固定的（图4-5），也可以是个性化的（图4-6）。快速面弓多以

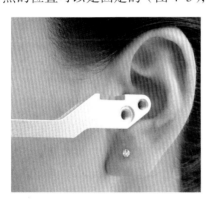

图 4-5　经验铰链轴点

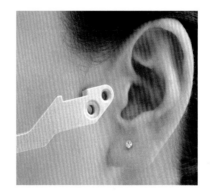

图 4-6　运动描记铰链轴点

外耳道为参考点。前部参考点即第三参考点，它的位置因𬇕架和面弓系列的不同有所不一。通常采用以下的点作为参考：①眶下点；②鼻根下 23mm 的点（同眶下点）；③上颌侧切牙切缘上方 43mm 的点（也称经验点）。第三参考点不同，则构成不同的参考平面。如果选择眶下点为第三参考点，则参考平面是 Frankfort 平面（眶耳平面，图 4-7A）；如果选择人为经验点为第三参考点，则参考平面是人为经验水平面（图 4-7B）。当患者头部保持直立时，认为经验水平面更接近水平。面弓转移的精确度取决于铰链轴点的准确定位及第三参考点的准确定位。

所有参考平面都平行于𬇕架的上颌体，因此用面弓转移将石膏模型上𬇕架时，𬇕平

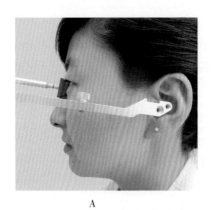
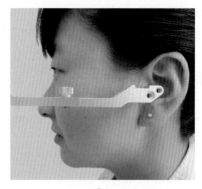

图 4-7　不同前部参考点

A. 前部参考点为眶下点，面弓与 Frankfort 平面平行

B. 前部参考点为人为经验点，面弓与人为经验水平面平行，更接近水平

面在𬌗架上呈现不同的倾斜情况。选择 Frankfort 平面为参考面，会导致𬌗平面出现前低后高的过度倾斜（图 4-8），前牙也出现非自然状态的唇舌向倾斜。由于没有精确的标识，技工试图去修正这种𬌗平面与前牙的倾斜时，会错误地改变前牙的排列（往往过于向唇侧倾斜），以致出现美学和功能上的问题。选择 Frankfort 平面为参考面，还会使𬌗架上的上下牙弓相对于髁突的位置低于临床实际水平。这种错误会导致非工作侧的𬌗干扰。而以人为经验水平面为参考面使用面弓时，最接近于临床实际，可使𬌗平面在𬌗架上前后向的倾斜度减小，前牙的唇舌向倾斜度也与患者保持头部直立时医生观察到的方向一致，从而有利于修复（图 4-9、图 4-10）。因此，在使用面弓时，应注意其第三参考点要求的位置。否则𬌗平面的倾角会发生变化，与患者的髁道斜度、切道斜度之间的关系也会发生变化，所完成的义齿也不能完全与患者的个体相协调。

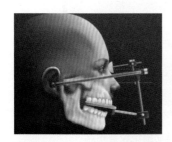
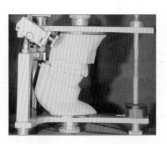
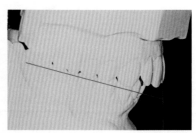

图 4-8　以 Frankfort 平面为参考面

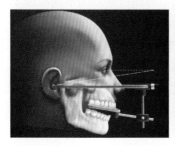
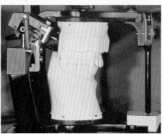
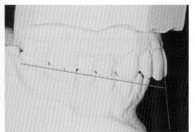

图 4-9　以经验水平面为参考面

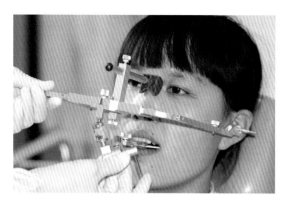

图 4-10　吉尔巴赫快速面弓以经验水平面为参考面

（三）面弓转移的步骤

1.𬌗叉安装

（1）叉形𬌗叉的安装　叉形𬌗叉适用于以蜡堤形式记录颌位关系的患者。医生手拿叉柄，将叉体放到酒精灯上烧烤，叉体整个温度达到 70℃~80℃时，把𬌗叉插入蜡堤。插入时应缓慢进入，防止蜡堤变形，叉柄应处于避开切导针的位置。待𬌗叉周围蜡硬固后，即告完成。

（2）孔形𬌗叉的安装　孔形𬌗叉适用上颌牙列基本完整的患者。在叉体的前方及左右侧各放一块咬合蜡，然后将叉体对准上颌牙列，医生的双手分别置于叉体下方的后部，向上用力加压，则三块咬合蜡上形成上颌部分牙的印迹，便可进入面弓的下一步骤（图 4-11）。

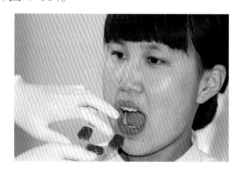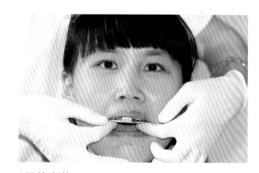

图 4-11　孔形𬌗叉的安装

A. 把带有咬合蜡的𬌗叉放入患者口中

B. 双手在双侧磨牙区加压

2.弓体安装　松开弓体前方的髁间距固定螺钉，使弓体左右打开到最大距离，医生双手分别抓住弓体的左右侧臂，将弓体末端的耳球放入患者双侧外耳道内，左右手分别向内侧施压，使耳球与外耳道内侧贴紧，以患者不感到压痛为宜，然后固定前方的螺钉（图 4-12）。此过程中，可让护士配合，协助完成。

3.鼻托安装　先将鼻托的垂直部固定于弓体前臂的鼻托凹槽内，再将鼻托的水平柄插入固定孔内，嘱护士扶住弓体，医生调节鼻托抵在患者的鼻根处，用鼻托固定螺钉固定整体鼻托（图 4-13）。此种方法的第三参考点为经验点，这样以经验水平面为参考面，即可锁定上颌的三维空间位置。

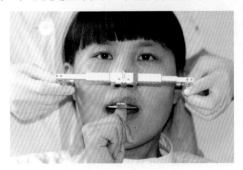 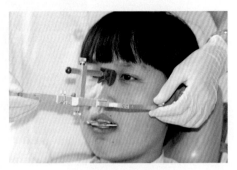

图 4-12　弓体安装　　　　　　　　　　　　　图 4-13　鼻托安装

4. 万向锁的固定　弓体及鼻托安装完成以后，最后一步是弓体与𬌗叉的连接固定。首先打开万向锁的固定螺钉，使其所有部分完全松开，把万向锁的弓体端插在弓体上的固定凹槽中，并将固定螺钉旋紧，然后将万向锁的𬌗叉端与叉柄插接，并将固定螺钉旋紧，最后将中央螺钉旋紧。注意连接𬌗叉过程中护士要密切配合，一定使𬌗叉与牙列或上颌托与上颌牙槽嵴保持位置稳定，否则数据会发生很大变化（图 4-14）。

5. 取出面弓　首先旋开弓体前方的髁间距螺钉，医生双手分别抓住左右侧臂向外拉动，则耳球从患者的外耳道脱出，此过程中应小心谨慎，不要使𬌗叉与弓体变位；然后嘱患者张口将𬌗叉连同𬌗托从患者口内取出，完成面弓的转移（图 4-15）。

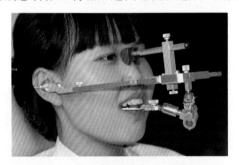 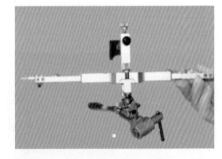

图 4-14　万向锁的固定　　　　　　　　　　　图 4-15　取出面弓

6. 面弓的传递　医生可将全面固定的面弓传送至加工中心，技工可根据面弓的种类选择与面弓同系列的𬌗架。此过程中，医生事前应与加工中心交流，确认加工中心已有的𬌗架类型与所用的面弓相匹配，否则面弓转交到加工中心时无法使用。

有的𬌗架系列带有转移台，如吉尔巴赫𬌗架。转移台是将面弓与𬌗架的相对应关系固定下来的一种工具，为的是简化面弓向技工室的传送。如果医生采用具有转移台的𬌗架及面弓系列，则在面弓传送过程中只需将面弓上的万向锁部分传递给加工中心即可，不需要将整个面弓全部传送到技工中心（图 4-16）。医生也可以自己把𬌗叉与万向锁安装于转移台，届时，只需把带有𬌗叉的转移固定台交给技工中心即可。

面弓在传递过程中应严格包装，最好选用防挤压的容器来装盛，以免运输过程中

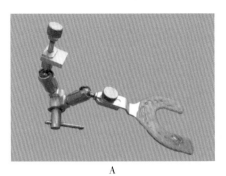
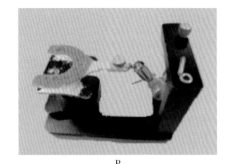
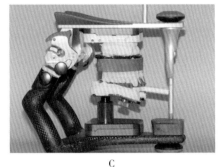
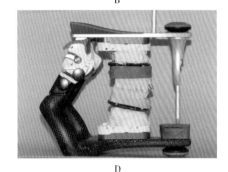

图 4-16　面弓的传递

A. 从面弓上拆下的万向锁部分

B. 拆下来的万向锁安装在转移台上，请注意殆叉被石膏托住

C. 转移台连同殆叉以准确的颅颌关系装于殆架上

D. 利用牙尖交错位关系记录可把上下颌以正确的位置安装于殆架上

挤压导致面弓上已确定的关系发生改变。

第二节　下颌位置的确定

上节我们介绍了如何确定上颌的三维空间位置，这是基础，而颌位关系才是技工制作义齿时更为直接的依据。技工利用颌位关系记录把患者的上下颌模型准确对位于牙尖交错位或正中关系位。如果医生提供的颌位关系记录信息不准或者技工在转移过程中操作失误，制作出来的义齿将会出现严重的咬合问题。

一、确定牙尖交错位的方法

如果仅需修复少数牙齿，通常选择牙尖交错位作为修复后的颌位。

（一）利用上、下颌余留牙来确定牙尖交错位

此法适用于缺牙少，上、下颌余留牙的咬合关系能准确限定上、下颌的位置关系（图 4-17）。

技工在模型上应修去影响上、下颌模型咬合的多余部分及殆面的石膏瘤子，便可将上、下颌模型准确对位，对位过程中，应注意观察某些余留牙上特定的磨耗面，只

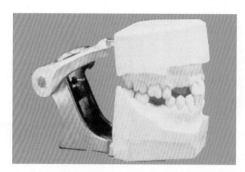

图 4-17　利用余留牙的咬合关系确定牙尖交错位

要相对应的磨耗面准确对位、无间隙，即可用铅笔在上、下颌牙的颊面画线，标记此关系，便于后续制作工艺过程中颌位的确定。

（二）利用殆记录确定牙尖交错位

无论可摘局部义齿，还是固定义齿，在完成牙体制备后，口内虽有余留牙可以保持上、下颌的垂直关系，但在模型上难以确定颌位关系者，可采用殆记录来确定牙尖交错位。殆记录可采用硬蜡或硅橡胶来进行。

1.蜡殆记录　将蜡片烤软，做成 1~3 层厚、宽约 1cm 的蜡条，置于患者口内下颌或上颌牙列的殆面，嘱患者做牙尖交错位咬合。校正患者咬合位置准确无误后，保持该位置不动，等蜡硬固。为加速其硬固，可用气枪吹气，也可用水枪喷水。待蜡硬固后，从口内取出。修去多余影响殆记录就位的边，然后将殆记录放在模型上，对位上、下颌模型，即可获得正确的颌位关系（图 4-18）。

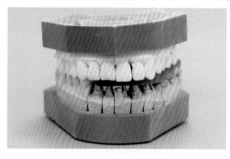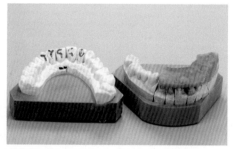

图 4-18　用蜡片制取的殆记录

2.硅橡胶殆记录　硅橡胶是近年来应用于临床的一种很好的殆记录材料（图 4-19）。

与蜡材相比，其优点是：使用方便，流动性好，硬固后无弹性、不变形，记录准确。该材料一般为双组分枪式的结构。使用时，只需用枪将自动搅拌好的材料打到上颌或下颌的殆面上，嘱患者咬合在牙尖交错位，嘴唇闭合，保持该位置 2~4 分钟，硅橡胶便会自动凝固，

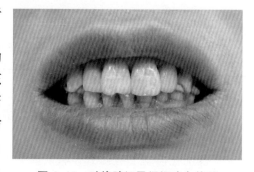

图 4-19　硅橡胶记录颌间咬合关系

此时从患者口内取出记录，便可在上、下颌模型上对位，获得正确的颌位关系。

3.分段𬌗记录　在许多涉及多数牙或全口固定义齿咬合重建的患者，为了获得准确的颌位关系，可采用分段𬌗记录的方法。分段𬌗记录是指牙列上需进行牙体制备的牙齿，应有计划地分步骤进行牙体制备。先行制备完的部位，可用蜡或硅橡胶记录其咬合关系，然后再制备其他的部位。该部位记录时，应将先前制备部位的𬌗记录在口内复位，再进行此部位的记录。这样分段记录能最大限度地维持患者原始状态的垂直距离和水平咬合关系。如果待全部牙齿制备完后再行𬌗记录，则很难找到原始的颌位关系，可能会带来很严重的咬合问题。

（三）利用𬌗堤记录上、下颌关系

单侧或双侧游离缺失两牙以上，但口内仍有上、下余留牙维持垂直距离，模型上咬合关系不稳定时，应采用𬌗堤来记录上、下颌关系。𬌗堤记录时应先在模型上制作暂基托。暂基托可采用蜡片或塑料来制作。暂基托完成后，拿到患者口内试戴合适。然后，用蜡片烤软，形成一定厚度、宽约1cm的蜡条，放入缺牙区。用烤热的蜡刀熔化蜡条与暂基托连接的部位，使蜡条与暂基托连接成一体，形成蜡堤（图4-20）。趁蜡堤软的时候放入患者口内，嘱患者咬合在牙尖交错位，保持位置不变。可用气水枪对准蜡堤喷气或水，加速冷却。待蜡堤完全冷却后，从患者口内取出蜡堤，依照𬌗堤上形成的咬合印迹，对准上、下颌模型，即可取得正确的颌位关系。

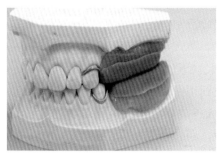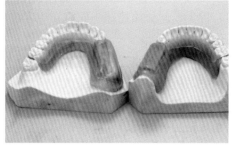

图4-20　塑料暂基托与蜡堤确定

二、确定正中关系位的方法

自然牙列存在时，上、下颌骨的位置关系是由上、下牙列的紧密咬合接触而保持的，此时下颌相对于上颌的位置是牙尖交错位。当大部分或全部牙缺失后，则上、下颌的位置关系失去了支持，牙尖交错位就丧失了，唯一可参照的位置是髁突的正中关系位。正中关系位的确定有直接咬合法和哥特式弓描计法两种。

（一）直接咬合法

直接咬合法是指利用𬌗托嘱患者下颌后退并直接咬在一起的方法，适用于无牙颌患者、余留牙已丧失垂直距离及需要咬合重建的患者。在完成直接咬合前需先确定患者上、下颌的垂直距离。

垂直距离为自然牙列在牙尖交错位时，鼻底至颏底的距离，也就是面部下 1/3 的距离。

1. 确定垂直距离的方法

（1）利用下颌姿势位垂直距离减去息止𬌗间隙的方法　由于牙列缺失后，患者只存在下颌姿势位，下颌姿势位时鼻底至颏底的距离减去息止𬌗间隙则为患者的垂直距离。一般息止𬌗间隙的平均值为 2 ~ 3mm。

（2）面部三等分法　嘱患者两眼平视，用卡尺测量瞳孔至口裂的距离。该距离可作为垂直距离的数据。

（3）面部观察法　垂直距离正常时，患者的上下唇呈自然接触闭合，口裂呈平直状，口角不下垂，鼻唇沟和颏唇沟深度适宜，这时鼻底到颏底的距离可作为垂直距离的参考。

上述方法医生在临床上应根据患者的实际情况相互参照使用，不能机械地使用某一方法。尤其是在皮肤上标记的鼻底点和颏点，由于软组织的移动，垂直距离的测量难以达到十分准确，这在临床测量中是要密切注意的。

2. 确定水平颌位关系　确定水平颌位关系其实是确定髁突的位置，使其位于正中关系位。牙列缺失后，上、下颌失去牙齿的支持，患者会产生各种习惯性的位置，首先应使髁突回到正中关系位。其方法有以下几种：

（1）卷舌法　一般是在上颌基托后缘的中部粘固一个直径约 5mm 的蜡球，嘱患者小张口，舌尖卷起舔该蜡球，同时让患者缓慢咬合至合适的距离，此时髁突易于回到正中关系位。

（2）吞咽法　嘱患者吞咽唾液的同时，上、下颌闭合至合适的垂直距离，有时在闭合过程中医生可轻推患者颏部，帮助髁突回到正中关系位。

（3）后牙咬合法　在患者的两侧前磨牙区各放置一个湿的棉球，让其轻轻咬住棉球并持续几分钟，就可以使患者咀嚼肌群疲劳，弱化下颌习惯性前伸的力量，易于使髁突达到正中关系位。

3. 直接咬合法的操作步骤　无牙颌的颌位记录是借助𬌗托来完成的。𬌗托由基托和𬌗堤两部分构成（图 4-21）。

（1）上𬌗托的制作。

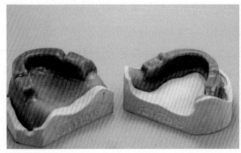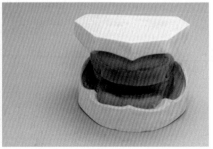

图 4-21　制作好的上下颌𬌗托

（2）下𬌗托的制作。

（3）确定颌位记录。

（4）在蜡堤上画标志线（中线、口角线、唇高线、唇低线等）。

（二）哥特式弓描记法

哥特式弓描记法是目前确定颌位关系时常用的准确可靠、方便快捷的方法，主要

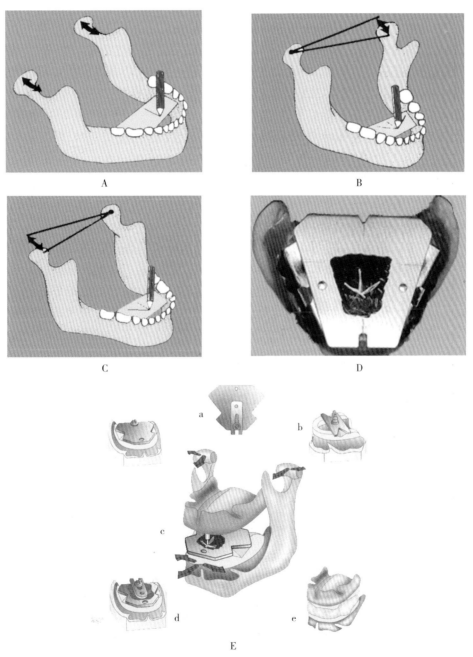

图 4-22　口内描记法

适用于全口义齿、个别局部义齿及全口固定义齿重建咬合的患者。Gysi（1908 年）介绍了哥特式弓口外描记法，即在上、下𬌗托的前方各装一伸出口外的柄，在上颌柄上安装一个垂直于柄的描记针，在下颌柄上安装一与描记针相对应的盘。下颌做前伸和侧方运动时，描记针在描记盘上描绘出"∧"形的图形，这个图形与当时欧洲流行的哥特式建筑的房顶类似，因此称为哥特式弓。口外描记法因描记装置安装在𬌗托前端，如𬌗托不稳易影响描记结果。

口内描记法是由苏黎世的 Gerber 教授研究成功并公布于世的。其结构是在上颌𬌗托上安装一高度可调的描记针，在其下颌的𬌗托上安装一个平的金属描记盘，上、下颌𬌗托间的距离通过调整描记针的高度来调节，达到合适的垂直距离。下颌的一切运动，在保持描记针接触描绘盘时，均可记录于金属描记盘上：①下颌进行前伸运动时由描记针所画出的哥特轨迹（图 4-22A）。②下颌向右侧运动时由描记针所画出的哥特轨迹（图 4-22B）。③下颌向左侧运动时由描记针所画出的哥特轨迹（图 4-22C）。④哥特轨迹记录曲线实例，箭头的尖部对应于髁突的正中关系位（图 4-22D）。⑤口内记录装置被正中地安装于上下𬌗托（图 4-22E）。当下颌运动时，位于记录板（a）上的记录笔（b）能画出箭头形状的符号，即"哥特式弓"（c）。笔的高度可调，用以确定适当的垂直距离。在曲线交叉点上固定住一个有机玻璃板（d）。记录笔插于板上的孔中，于是髁突处于正中关系位。然后用印模石膏把"咬合板"固定住（e）（图 4-22E）。

此结构中，描记针处于正确位置对哥特式弓的精度具有决定性的意义。描记针定位应满足于两条件：一是位于两个假想咀嚼中心的连线上；二是本身应垂直于𬌗平面。

1. 口内描记法的原理　　口内描记法是利用三点成一稳定平面的原理来设计的。Gerber 认为传统方法利用𬌗托来确定颌位关系，就如同木匠制作一张六条腿的桌子（图 4-23）。桌子一端的两条腿便是双侧髁突，其余四条腿如同上、下颌的薄厚、软硬不匀的蜡堤，木匠要保证六条腿同时着地，几乎是不可能完成的任务。而牙科医生面对颌位记录更为困难，因为后者不可能看见，也不可能控制髁突在关节窝的位置。如果把六条腿的桌子变成 3 条腿的桌子，则桌子立刻稳定。第 3 条腿为桌子的中心，也就是上、下牙列的中心，也是描记针应处的位置，这样描记针为一点、双侧髁状突为两点，构成一个稳定的平面关系。

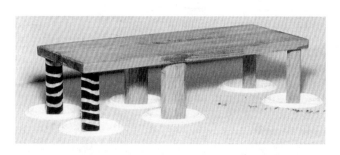

图 4-23　六条腿的桌子

斑马线的两条腿相当于两侧髁状突，其余四条腿是上下颌的蜡堤，
要想六条腿在同一平面上是几乎不可能的

　　口内描记法设计的出发点：当口内描记针与描记板接触时，下颌闭口可把髁突控制在关节窝的上中位。

　　2.哥特式弓的意义　　口内描记时，嘱患者保持描记针与描记板接触，做前伸和侧方极限运动，则可在描记板上描绘出哥特式弓，其弓的尖点代表髁突在关节窝的生理后位，即正中关系位（图4-24），再加上适当的垂直距离，全口义齿咬合可重建于此位置。

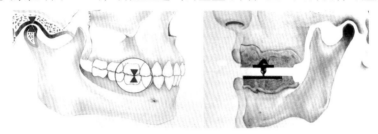

图4-24　髁突在关节窝的生理后位

　　利用蜡、石膏或硅橡胶把处于此位置的下颌相对于上颌进行固定，便确定了上、下颌的位置关系。

　　哥特式弓的形状与颞下颌关节的健康状况有关，哥特式弓记录结果可反映一侧或两侧颞下颌关节的健康状况，如图4-25。

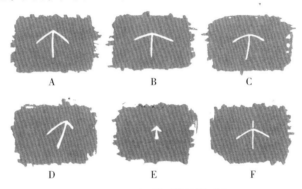

图4-25　不同类型的哥特式弓

A. 是典型的尖形箭头。其对称性表明关节内运动不受障碍，而且窝内运动平衡均匀

B. 是典型的平形箭头。此图表明髁突在关节窝内的侧方运动不良

C. 箭头尖部缺失。此图表明髁突在关节窝内后退运动受阻碍

D. 不对称的箭头。此图表明右侧颞下颌关节内髁突前移运动受阻

E. 箭头太小。此图表明牙齿缺失后不良修复或长期未修复导致的关节运动障碍，会伴随着下颌运动困难和疼痛

F. 箭头尖部伸出。此图表明下颌被强制地拉回或推回，也有可能是因为做记录时下颌处于前伸状态

第三节　前伸𬌗记录与侧方𬌗记录

　　前两节介绍的是上下颌静止状态下三维空间位置的确定，这是理解后面内容的基础。要知道，咀嚼功能的完成是在神经控制下咀嚼系统协调运动的结果，是下颌从一个颌位向另一个颌位不断反复移动的结果。用一些特殊的方法记录前伸颌位与侧方颌位，

就可在𬌗架上模拟出下颌的运动轨迹。通过制作"个性化切导盘"，就可以把原来的前牙导向功能转移到𬌗架上。

一、前伸𬌗记录

我们在第二章介绍过克里斯坦森现象。Christensen 最早发现，当下颌切牙前伸至与上颌切牙相对时，在上、下颌牙列间出现一个由前向后逐渐变大的楔形间隙。此间隙出现于髁道斜度呈正角度时，角度越大，楔形间隙越大（图 4-26、图 4-27）。

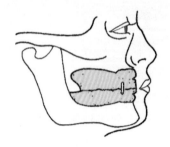 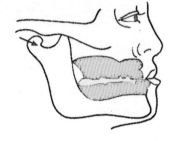

图 4-26　上下𬌗托处于正中关系位　　图 4-27　下颌前伸时呈现克里斯坦森现象

此间隙与患者的髁道斜度紧密相关。髁突位于关节窝内，无法观察其运动，但当上、下前牙相对时，下颌切点的运动距离则代表了髁点的运动距离。连接牙尖交错位时的点到前伸切缘相对的点成一直线，该线代表了髁突运动的轨迹。其与参考面间的夹角，则为该患者的髁道斜度。前伸𬌗记录就是利用这一原理来测出患者的髁道斜度：把患者的模型根据颌位关系记录上𬌗架，将𬌗架上的髁导锁打开，调整髁导斜度至 0°。然后将前伸𬌗记录放至上下颌牙列间或𬌗堤上，让𬌗架上颌体后退，使上、下牙列（或𬌗堤）与前伸𬌗记录对合好，调整髁导斜度的大小。调节过程中使前伸𬌗记录与下颌保持完全贴合。观察上颌牙齿与𬌗记录的贴合程度，髁导斜度小于患者的斜度时，在上牙列与𬌗记录间出现由前向后的楔形间隙，髁导斜度大于患者的斜度时出现由后向前的楔形间隙，只有当𬌗记录与上、下牙列完全紧密贴合时，才是患者的真正髁道斜度，此时锁紧正中锁，𬌗架上的髁导斜度便是患者的髁道斜度。

二、侧方𬌗记录

侧方𬌗记录的原理同样是利用克里斯坦森现象，即工作侧后牙接触、非工作侧后牙分离，目的是获得侧方运动时非工作侧髁突在相应关节窝内的位置。用这种方法能测出患者的 Bennett 角，从而最大限度地利用𬌗架，使得修复体具有良好的精度，避免花费许多时间在口内进行调𬌗。

操作方法：诱导患者闭合到牙尖交错位，并目测确认上下颌中切牙的中线是相对的。测量并用钢笔记录，当下颌左右侧移动 8mm 时下中线相对上颌牙位置。将手置于患者颏部，让患者轻轻张开口，引导下颌向右侧移动约 8mm，咬合至牙齿轻轻接触。告诉患者将重复这一步骤，需用蜡记录这一位置，且让患者咬合直到医生说停为止（图 4-28）。

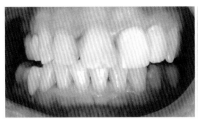
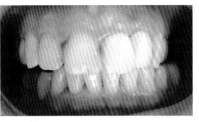

图 4-28　引导患者进行侧方咬合，向左侧（左图）或向右侧（右图）

取一软的小蜡卷对着上颌牙齿离开中央偏右侧约 4mm，用手扶着蜡卷并引导下颌向右侧移动，重复先前的闭合直到牙齿在蜡卷上形成约 1mm 深的牙痕，在口内用压缩空气冷却蜡卷并取出，待其充分冷却后再放入装有凉水的橡皮碗内。重复上述步骤取左侧记录（图 4-29）。

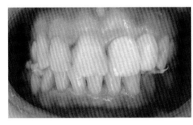
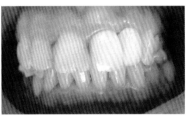

图 4-29　用硅橡胶记录左、右侧方运动时非工作侧的后牙间隙

三、个性化切导盘

如果患者的上颌前牙还具有有效的导向能力，而且也打算在新配的义齿中发挥其作用，那么就需制作一个"个性化切导盘"，以便把原来的前牙导向功能转移到新的义齿上。

操作方法：制取能体现患者当初口腔状态的上下颌模型，把两个模型以牙尖交错位咬在一起，并以正确的颅颌关系装入𬌗架。把𬌗架的切导针稍稍向上提起 1mm，并在𬌗架的切导盘上放一些自凝塑料（图 4-30）。将凡士林涂在切导针的顶端，合上𬌗架使上下颌模型接触，切导针进入到缓慢凝固着的塑料中。在前牙接触的状态下反复地在各个方向上运动，𬌗架切导针将在自凝塑料上记录下所有这些运动轨迹，当树脂完全凝固

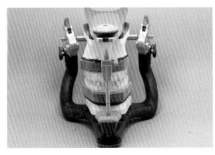
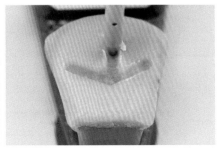

图 4-30　记录运动轨迹

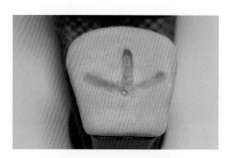

图 4-31 个性化切导盘

后，停止运动，去除多余树脂。最后用工作模型代替上颌解剖模型（图 4-31）。

为便于大家学习，现将咬合信息的有关内容总结如下（表 4-2）：

表 4-2 咬合信息

种类	适应证	采集方法	采集者	意义
工作模型	任何情况	取印模	医生	传递基牙与余留牙的咬合信息
上颌相对于颅骨及铰链轴的三维位置关系	原则上任何情况	面弓记录	医生	定位上颌模型在𬌗架的基准位置
上下颌骨之间的三维位置关系	缺牙不多，模型上余留牙具有稳定的咬合关系	利用余留牙定位	技工	将上下模型定位于牙尖交错位后上𬌗架
	口内具有可以保持垂直距离的后牙，但模型上咬合关系不稳定者	蜡𬌗记录	医生	将上下模型定位于牙尖交错位后上𬌗架
	口内有余留牙可以保持垂直距离，单侧或双侧游离缺失两牙以上，模型上咬合关系不稳定者	蜡堤记录	医生	将上下模型定位于牙尖交错位后上𬌗架
	无牙颌或余留牙已丧失垂直距离或需咬合重建者	直接咬合法	医生	将上下模型定位于正中关系位加适当的垂直距离后上𬌗架
	无牙颌或需咬合重建者	哥特式弓描记法	医生	将上下模型定位于正中关系位加适当的垂直距离后上𬌗架
下颌运动时的动态颌位关系	修复后牙时	前伸𬌗记录	医生	记录颞下颌关节的形态特征，获得前伸髁导斜度，增加修复体精度
	修复后牙时	侧方𬌗记录	医生	记录颞下颌关节的形态特征，获得侧方髁导斜度，增加修复体精度
	用冠修复上前牙舌侧时	个性化切导盘	医生	记录上前牙舌面形态，获得切导斜度，恢复患者原有的前牙导向𬌗

思考题

简答题

1. 重要的咬合信息是什么?
2. 为什么要做面弓转移?
3. 如何确定下颌相对于上颌的位置?
4. 动态𬌗记录包括哪些内容? 可提供𬌗架上的什么数据?
5. 为什么要制作个性化的切导盘? 哪些情况下需要做个性化的切导盘?

第五章　咬合信息的载体——𬌗架

📖 **本章导读**

　　本章主要介绍𬌗架的分类和基本结构。𬌗架按照铰链结构的不同可分为"A"型和非"A"型；按照模拟下颌运动的精度不同可分为简易𬌗架、均值𬌗架、半可调𬌗架和全可调𬌗架。𬌗架的基本结构包括上颌体、下颌体和侧柱。可调节的𬌗架，其髁导斜度、切导斜度、髁突间距等数值可按照患者的个性化数值进行调节。另外，本章还讲述了均值𬌗架使用中的常见误差。

第一节　𬌗架的分类及基本结构

　　什么是𬌗架呢？𬌗架是用来精确重现咀嚼系统静态和动态关系的机械装置。口腔技工的任务是制作各种符合口腔生理要求的修复体。要达到这些要求，最好是在患者的口腔内直接制作修复体，而实际上这是不可能的。在口外制作修复体有两个需求：一是要有能准确反映口腔解剖形态的工作模型，二是要有能模拟下颌运动的𬌗架。

　　在人体的咀嚼系统中，下颌在关节和肌肉的引导下进行运动，上颌则相对固定不动。𬌗架的结构是上颌体相对于下颌体进行运动，这样的技术有利于手工操作，并能模拟牙列之间的咬合运动。

　　𬌗架是口腔科医生与技工之间信息传递的载体。技工只能在正确安装𬌗架的工作模型上完成各种修复体的制作。

　　除用于修复体制作外，𬌗架还被应用于教学，以便学生理解掌握颞下颌关节的构造和下颌运动特征。同时，𬌗架又是各种咬合分析、正畸、正颌外科治疗时的重要辅助工具。

　　理想的𬌗架应满足以下要求：①能转移、重现铰链轴与上颌的三维空间位置关系；②能准确、稳定、可靠地重现牙尖交错位；③能重现下颌对上颌的各种位置关系；④能模拟患者个体下颌运动特征。

一、分类

（一）按照铰链结构不同分类

　　从铰链结构上，人为区分有 Arcon 型𬌗架和非 Arcon 型𬌗架。

1.Arcon 型殆架 简称为"A"型殆架。Arcon 是由 Bergström 先生于 1950 年提出的概念，含义是髁球。在 Arcon 型殆架上，髁球固定在殆架的下部，就好像髁突位于下颌骨上。髁导盘置于殆架的上部，模拟颞骨的关节窝。这种结构与人体颞下颌关节结构类似（图 5-1），因此，Bennett 运动可像天然颞下颌关节中那样进行。髁导盘上具有弯曲的轨道，可按需要调节髁导斜度和 Bennett 角实现近似于人的咀嚼器官的运动。对于 Arcon 型殆架来说，下颌牙至旋转中心的距离不发生变化。近年来，Arcon 型殆架的应用呈现增多的趋势。

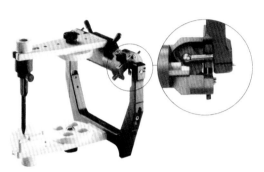

图 5-1 Arcon 型殆架

2. 非 Arcon 型殆架 简称为非"A"型殆架。在非 Arcon 型殆架上，髁球置于殆架的上部，而髁导盘置于殆架的下部，这种结构与人体的颞下颌关节结构相反，髁球的运动方向和天然关节的运动方向相反（图 5-2），会出现咬合运动误差。因为在下颌进行运动时髁球会向后上方移动，而不是向前下方移动，这样一来，髁球到下颌牙的距离就会改变。在天然的咀嚼系统中，作为旋转中心的髁状突相对于下颌牙列总是保持恒定的距离。如果殆架上的相应部件不能准确模拟天然器官的运动，那么在下颌进行前伸运动和侧向运动时，下颌牙相对于旋转中心的距离就会改变，因此非 Arcon 型殆架在模拟下颌前伸和侧方运动时会出现误差。

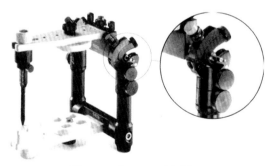

图 5-2 非 Arcon 型殆架

（二）按照模拟下颌运动的精度分类

1. 简易殆架 简易殆架是一种最简单的殆架（图 5-3），利用它可以再现牙尖交错咬合。该殆架的特点是可以使上下模型通过一个简单的铰链轴进行开闭运动，但是不能

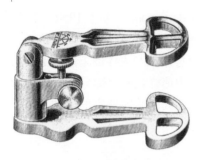

图 5-3　简易𬌗架

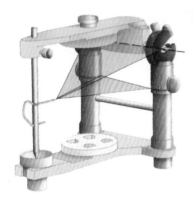

图 5-4　均值𬌗架

模拟牙齿间的滑动咬合。

　　这种𬌗架多用于正畸模型分析，极少数情况下可以用来制作嵌体、桩核、单冠。这是因为采用这种技术制作的义齿，并不考虑下颌运动对义齿𬌗面的影响，在患者口内试戴时，医生往往要进行大量的调𬌗工作。

　　2. 均值𬌗架　又称为中值𬌗架（图5-4）。设计此类𬌗架出于以下原因：现实工作中，多数医生只提供了上下模型和颌位关系记录给技工室，这时我们常采用均值𬌗架来安装模型。

　　均值𬌗架的前伸髁导值是固定不可调的，角度在30°～34°之间，Bennett角可调，范围在15°～20°之间，切导盘可更换，角度在0°～20°之间。

　　髁球间距、𬌗平面位置和切牙点均以Bonwill三角进行定位，𬌗平面和Bonwill三角之间的夹角约为25°，上颌体可以移动，从而引导前伸和侧方运动。这种𬌗架可用于制作各种冠类修复体、固定义齿和可摘局部义齿、全口和半口义齿。

　　部分均值𬌗架也可应用于面弓转移技术，比如德国Girrbach公司生产的Artex系列的均值𬌗架（图5-5）。

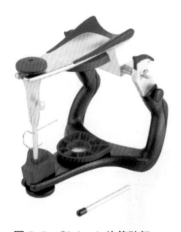

图 5-5　Girrbach 均值𬌗架

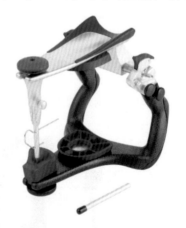

图 5-6　Girrbach 非"A"型半可调𬌗架

　　3. 半可调𬌗架　半可调𬌗架目前常用的有两种。

　　（1）非"A"型半可调𬌗架（图5-6）　这种𬌗架的特点如下：

　　①可以与面弓配套使用，能够将患者的铰链轴位置转移到𬌗架，从而使牙列模型在𬌗架上的开闭运动与患者实际的铰链开闭口运动相吻合。

　　②通过医生提供的髁道斜度数据可将患者的前伸髁道斜度转移到𬌗架上，形成与患者个体特征相近的前伸髁导，但不能通过前伸咬合记录来获得前伸髁导。

　　③可通过医生给定的数值来调整非工作侧Bennett角，但不能通过侧方咬合记录来

获得非工作侧 Bennett 角。

④切导斜度通过可换的切导盘来实现调节。

半可调殆架以下值是固定的，与患者实际情况存在差异：①髁球间距离，也就是说两个髁球之间的距离是不可调的。②前伸髁导是直线形或者弧形的。③侧方髁导（Bennett 运动轨）是直线形的。

这种殆架可用于以下情况：当医生做了面弓转移，并提供前伸髁道斜度和 Bennett 角、对修复体精度要求较高的工作模型。

（2）"A"型半可调殆架（图 5-7）　目前在高端技工室应用比较广泛。这种殆架的特点如下：

①可以配套面弓，能够将患者的铰链轴位置转移到殆架，从而使牙列模型在殆架上的开闭运动与患者实际的铰链开闭口运动相吻合。

②通过医生提供的髁道斜度数值可将患者的前伸髁道斜度转移到殆架上，形成与患者个体特征相近的前伸髁导，也能通过前伸咬合记录来获得前伸髁导。

③可通过医生给定的数值来调整非工作侧 Bennett 角，也能通过侧方咬合记录来获得非工作侧 Bennett 角。

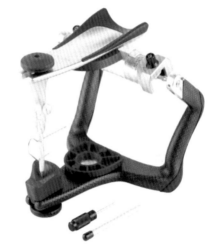

图 5-7　Girrbach 的"A"型半可调殆架

④切导斜度通过可换的切导盘来实现调改。

"A"型半可调殆架模拟天然牙齿的咬合运动比非"A"型半可调殆架更加真实，误差更小，因此在高端技工室应用更为广泛。

4. 全可调殆架　全可调殆架多为 Arcon 型殆架。一个殆架是否有资格被称为"全可调节"，主要取决于其是否具有全面模拟患者下颌运动的能力。具体地说，这种殆架应能准确模拟下颌进行前伸、侧方和后退运动及介于其间的各种功能运动时髁突的运动过程（图 5-8）。

这类殆架优于半可调殆架的特点有：

（1）用配套的面弓记录患者的下颌三维运动特征并转移到殆架上。

（2）部分殆架的髁突间距离是可调的，用以模拟个体的颅颌宽度特征。

（3）殆架具备形成曲线髁导的可能性，以准确模拟机体的髁道特征。

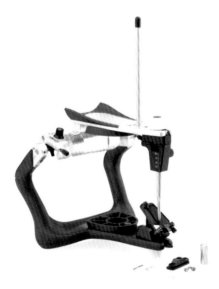

图 5-8　Girrbach 的全可调殆架

（4）双侧髁导结构可独立地进行调整，以表现每个工作侧髁突运动的特征。在模拟迅即侧移之类的运动特征时，还需具备"正中锁"装置以确保重现下颌后退接触位的要求。

应注意，𬌗架只是一种机械性装置，所有结构都由刚性部件构成。人体的颞下颌关节是由关节窝、髁突、关节盘及周围软组织等构成，因此，再精密的𬌗架也不能完全模拟下颌运动的真实状况。

二、𬌗架的基本结构

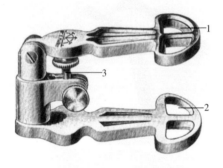

图 5-9　简易𬌗架的结构

1. 上颌体　2. 下颌体　3. 调节咬合高度螺丝

（一）简易𬌗架

简易𬌗架仅由上下颌体架环和一个铰链轴组成（图 5-9）。有的简易𬌗架带有调节咬合高度的螺丝，以便根据模型的高度调节上下颌体架环之间的垂直距离。也有的简易𬌗架不带咬合定位螺丝，是利用上下余留牙的咬合关系来确定𬌗高的。

（二）均值𬌗架

均值𬌗架主要由上颌体、下颌体和侧柱组成（图 5-10）。

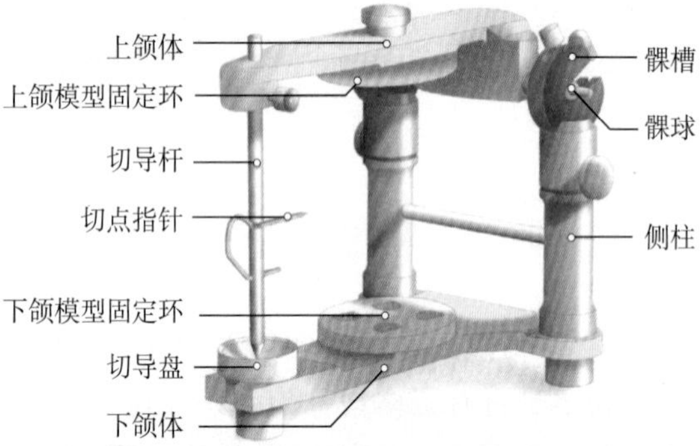

1. **上颌体**　相当于人体的上颌骨。后端有穿钉使上颌体与侧柱连在一起，形成铰链轴。上颌体可做开闭运动，类似于人体的开闭口运动。上颌体的前部有上下的穿孔，切导针穿过此孔并借螺钉固定，来调节上下颌体间的垂直高度，适应不同垂直距离患者模型的安装。切导针中央有一前后方向的孔，有

上颌体
上颌模型固定环
切导杆
切点指针
下颌模型固定环
切导盘
下颌体

髁槽
髁球
侧柱

图 5-10　均值𬌗架的结构

切点指针穿过，将模型安装于𬌗架时，此针的尖端正好指在下颌中切牙两近中切角之间，便于模型准确安装，同时又是排牙时的参照点。上颌体的中部有一容纳塑料盘的孔，借销钉使盘与上颌体穿连在一起。现在大多数的𬌗架都做了改进，用螺钉固定带有磁铁的架环代替了塑料盘和销钉，架环上有许多孔可使模型牢固地安装或吸附在𬌗架上。

2. **下颌体**　相当于人体的下颌骨。前端为切导盘，上下颌体闭合时切导针尖端落入此盘中央。中部有与上颌体对应固定下颌模型的塑料盘或架环，后方借螺钉与侧柱相连。

3. **侧柱**　连接上下颌体。

（三）半可调𬌗架

半可调𬌗架与均值𬌗架的主要结构基本相同，其主要区别在于半可调𬌗架的前伸

髁导斜度和 Bennett 角都可以进行调节（图 5-11）。而均值殆架前伸髁导斜度是固定的，不可以进行调节。

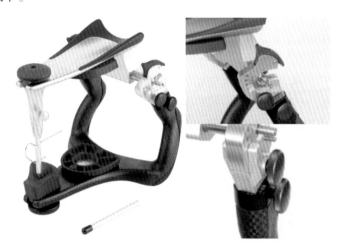

图 5-11　半可调殆架的结构

（四）全可调殆架

全可调殆架多为 Arcon 型殆架（图 5-12），除可以调节前伸髁导斜度和 Bennett 角以外，还可以模拟患者的即刻侧移运动。髁球间距离可以根据患者实际的髁突间距离进行调节；还配备了可调节的切导盘，配合面弓使用以便确定殆平面相对铰链轴和颅骨的位置；还配有特殊形状的髁球和髁槽，这样获得的运动轨迹与实际的运动轨迹偏差极小，因此在实践中可忽略该项误差。

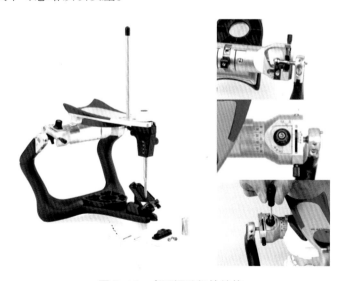

图 5-12　全可调殆架的结构

第二节 均值𬌗架使用常见误差

均值𬌗架的使用在技工室具有重要意义，在均值𬌗架上安装模型经常会出现以下误差：

1.𬌗架上各部件没有调节到正确起始位置。

2.模型的𬌗平面不平行于𬌗架上的𬌗平面标记。

3.模型"切牙点"未对准𬌗架上的相应标记。

4.模型中点未对准𬌗架中点（模型发生旋转错位）。

较好的办法是进行两阶段安装：首先安装下颌模型（或上颌模型）并精确调节到位，然后再安装上颌模型（或下颌模型）。模型安装方法详见"实验教程"。

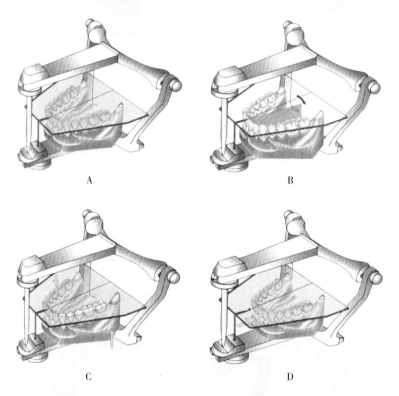

A   B

C   D

图 5-13 均值𬌗架使用常见误差

在使用𬌗架时常出现的重大错误是未以正确的位置把模型安装于𬌗架中（图 5-13）。

（1）对于均值𬌗架来说，模型的"𬌗平面"必须正确定位，也就是说𬌗架的切牙指针，应和模型的切牙点一致，𬌗架的𬌗平面标记应对准"磨牙后三角区"的半高处（图 5-13A）。

（2）模型在水平面内发生转动是一个常发生的错误。这个错误往往不容易被发现，尤其在切牙点处的高度正确的情况下（图 5-13B）。

（3）无牙颌模型在装入𬌗架时，其𬌗平面容易发生倾斜，因为该三角形准确的半高标记已不清晰了（图5-13C）。

（4）如果模型发生了后移，也就是说不能对准"切点指针"，则"接触点"的运动半径就会发生变化（图5-13D）。

思 考 题

简答题

1.什么是𬌗架？它的作用是什么？

2.理想的𬌗架应满足哪些要求？为什么？

3.𬌗架有哪几种分类方法？

4.可调节𬌗架调的是哪些数据？

5.均值𬌗架常出现哪些误差？

第六章　咬合信息的应用——功能性滴蜡技术

📖 **本章导读**

　　本章重点介绍𬌗罗盘的概念、作用及其在前牙区和后牙区的应用，同时介绍后牙𬌗面分区段的概念。

　　功能性滴蜡技术是以𬌗罗盘为基础，根据功能尖在对颌牙𬌗面的运动方向，指导𬌗面尖、窝、沟、嵴位置的一种滴蜡技术。它不同于解剖式滴蜡技术，充分体现了患者个性化的咬合信息对于𬌗面形态的影响，突出了患者个性化、功能性的特点。

第一节　𬌗罗盘

　　罗盘是航空或航海时用来确定方向的工具（图6-1）。这与𬌗又有什么关系呢？这里是借用罗盘确定方向的理念，用带箭头的短线指示下颌进行各种复杂的功能运动时，牙齿功能尖在对颌牙𬌗面的运动方向。

　　我们制作修复体，要保证高效、顺畅和持久。为了实现这三个目标，就要把牙齿在进化中形成的复杂的𬌗面结构和下颌在咀嚼过程中进行的复杂的功能运动之间的关系弄清楚，而𬌗罗盘能帮助我们实现这一目的。

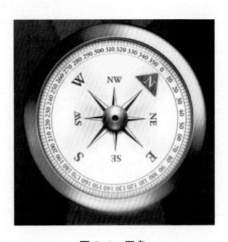

图6-1　罗盘

一、殆罗盘的概念

下颌由牙尖交错位起，做各种功能运动时，功能尖会在对颌牙殆面上描画出一些运动线和运动区域。这些运动线和运动区域指示了下颌运动方向及殆面结构分布的特点，我们称之为殆罗盘，也可称为殆指南针或殆面坐标系。

这些运动线和运动区域的交点作为殆罗盘的原点，可位于牙尖、接触点、边缘嵴或中央窝。从这些位置出发，殆罗盘向我们提供了有关功能尖运动方向、牙尖的位置和殆面区域内必要的自由空间信息。

殆罗盘由以下几部分组成（图6-2）：红色圆环代表中央窝殆触点域，红点表示对颌牙的牙尖顶，它位于中央窝内。不同的运动方向用国际标准色码的指定颜色来标记，每个颜色对应一个运动方向。包含两个主要功能方向（侧方运动和回中运动）、三个中间功能方向（前伸运动、侧方前伸运动、回中前伸运动）和两个边界区域（后退侧方运动区域、即刻回中侧移运动区域）。

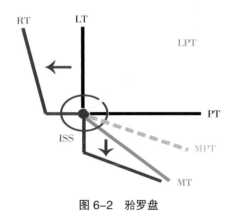

图6-2 殆罗盘

两个主要功能方向：侧方运动（LT）用蓝线表示；回中运动（MT）用绿线表示。

三个中间功能方向：前伸运动（PT）用黑线表示；侧方前伸运动（LPT）用黄线表示；回中前伸运动（MPT）用橙色线表示。

两个边界区域：后退侧方运动区域（RT）用红线表示；即刻回中侧移运动区域（ISS）用红线表示。

二、殆罗盘的作用

殆罗盘的主要作用是使下颌的运动直观化，指示出牙齿功能尖的运动方向及在殆面所需的一些必要的自由运动空间，从而在制作义齿蜡型时指导殆面堆塑成形。用殆罗盘指导的滴蜡技术称为功能性滴蜡技术。

在滴蜡过程中，殆罗盘可以指导牙齿殆面沟、窝、尖、嵴的位置分布。如：上颌第一磨牙近中颊尖顶（下颌第一磨牙远中舌尖顶）位于侧方前伸运动线上；上颌第一磨牙远中颊尖顶（下颌第一磨牙近中舌尖顶）位于后退侧方运动区域外；上颌第一磨牙近中舌尖顶（下颌第一磨牙远中颊尖顶）位于即刻回中运动区域外；上颌第一磨牙颊沟（下颌第一磨牙舌沟）位于侧方运动线上（图见实验教程）。利用殆罗盘指导分布牙齿殆面结构，可以更好地恢复牙齿形态与功能。

第二节　殆罗盘在前牙区的应用

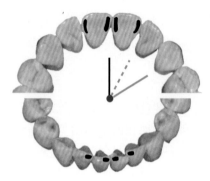

图 6-3　前伸运动导向面

前牙区的主要功能是起导向作用，由牙尖交错位起，下颌前牙切缘沿着上颌前牙舌面滑动，后牙脱离接触。

一、前伸运动

下颌做前伸运动时，上颌中切牙近远中边缘嵴为主要导向面（图 6-3）。

二、侧方运动

下颌做侧方运动时，上颌工作侧尖牙近中舌斜面为主要导向面（图 6-4）。

三、侧方前伸运动

下颌做侧方前伸运动时，侧切牙不能单独起导向作用，而是同工作侧的中切牙和尖牙共同承担导向作用（图 6-5）。

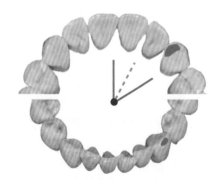

图 6-4　侧方运动导向面

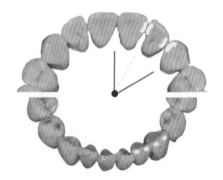

图 6-5　侧方前伸运动导向面

第三节　殆罗盘在后牙区的应用

一、殆面分区段

后牙的主要功能是咀嚼。为了便于理解，我们把后牙的殆面分为主要区段和辅助区段。其中参与构成中央窝的牙尖为主要区段，如上颌第一磨牙的近中舌尖、远中颊尖和近中颊尖，构成上颌第一磨牙的中央窝，下颌第一磨牙的远中颊尖咬合于此处；下颌第一磨牙的远中颊尖、近中舌尖和远中舌尖，构成下颌第一磨牙的中央窝，上颌第一磨牙的近中舌尖咬合于此处。其他参与补足𬌗面形态、辅助提高咀嚼效率的牙尖为辅助区段，如上颌第一磨牙远中舌尖、下颌第一磨牙近中颊尖和远中尖。如图6-6、图6-7所示：黄色、蓝色、绿色牙尖参与构成中央窝，为主要区段；白色的牙尖则为辅助区段。与下颌功能运动关系密切的是主要区段。

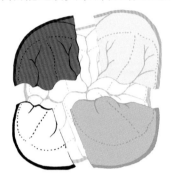 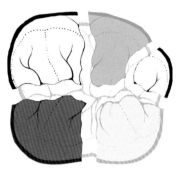

图6-6 上颌第一磨牙分裂图　　　　图6-7 下颌第一磨牙分裂图

二、每个主要区段对应的功能运动方向

以上下第一磨牙为例，详细阐述每个功能运动方向所涉及的主要区段（图6-8、图6-9）。

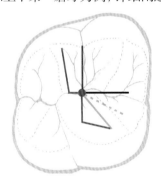 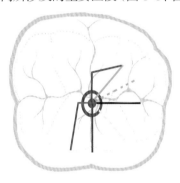

图6-8 上颌第一磨牙𬌗罗盘　　　　图6-9 下颌第一磨牙𬌗罗盘

（一）回中运动

下颌做回中运动时，主要涉及的区段是上颌磨牙的近中舌尖和下颌磨牙的远中颊尖（图6-10~图6-13）。

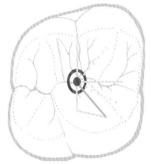 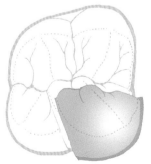

图6-10 回中运动（1）　　　　图6-11 上颌第一磨牙近中舌尖

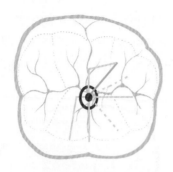

图 6-12 回中运动（2）

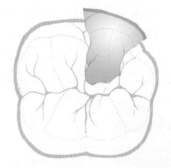

图 6-13 下颌第一磨牙远中颊尖

（二）侧方运动

下颌做侧方运动时，主要涉及的区段是上颌磨牙的远中颊尖和下颌磨牙的近中舌尖（图 6-14 ~ 图 6-17）。

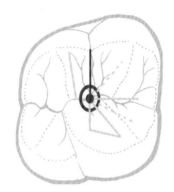

图 6-14 侧方运动（1）

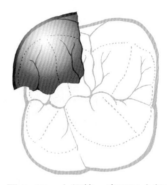

图 6-15 上颌第一磨牙远中颊尖

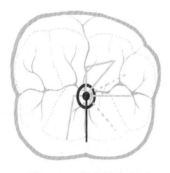

图 6-16 侧方运动（2）

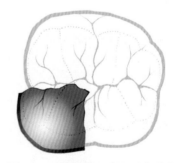

图 6-17 下颌第一磨牙近中舌尖

（三）侧方前伸运动

下颌做侧方前伸运动时，主要涉及的区段是上颌磨牙的近中颊尖和下颌磨牙的远中舌尖（图 6-18~ 图 6-21）。

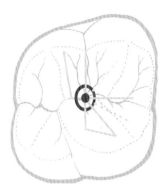

图 6-18　侧方前伸运动（1）

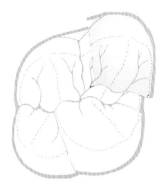

图 6-19　上颌第一磨牙近中颊尖

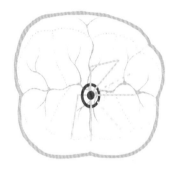

图 6-20　侧方前伸运动（2）

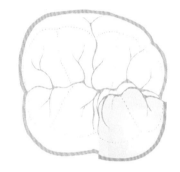

图 6-21　下颌第一磨牙远中舌尖

（四）即刻回中侧移运动

下颌的即刻侧移运动与回中运动同时进行，直接趋向上颌第一磨牙近中舌尖顶（或下颌第一磨牙远中颊尖顶），在此红色区域应保留功能性的自由空间，不可以发生咬合接触（图 6-22 ～图 6-25）。

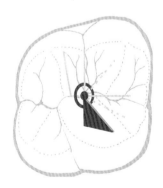

图 6-22　即刻回中侧移运动（1）

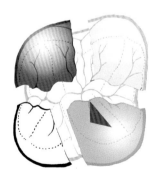

图 6-23　上颌第一磨牙即刻回中侧移运动自由空间

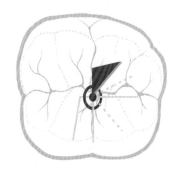

图 6-24 即刻回中侧移运动（2）

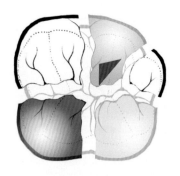

图 6-25 下颌第一磨牙即刻回中侧移运动自由空间

（五）后退侧方运动

下颌的后退运动与侧方运动同时进行，在上颌趋向远中和颊侧（在下颌趋向近中和舌侧）。红色区域内保留功能性的自由空间，不可以发生咬合接触（图6-26～图6-29）。

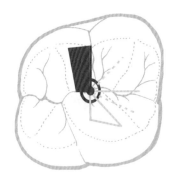

图 6-26 后退侧方运动（1）

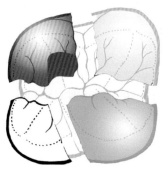

图 6-27 上颌第一磨牙后退侧方运动自由空间

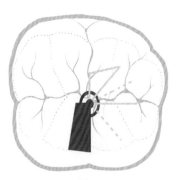

图 6-28 后退侧方运动（2）

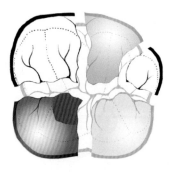

图 6-29 下颌第一磨牙后退侧方运动自由空间

思 考 题

简答题

1.什么是𬌗罗盘？如何绘制𬌗罗盘？各运动方向分别用什么颜色来表示？

2.咀嚼中前牙区的主要功能是什么？分别在什么位置体现？

3.上、下第一磨牙各分为几个区段？每一个区段分别对应什么运动方向？

第七章　实验教程

实验一　模型安装

模型安装是将确定好颌位关系的上下颌模型用石膏固定在殆架上的一种操作。准确的颌位关系是修复体取得成功的基础。将颌位关系记录正确地转移到殆架上是技工工作中的一项重要内容。如果模型安装过程中有误差，就会影响修复体的精度。

一、均值殆架模型安装

【目的要求】

通过对均值殆架模型安装练习，掌握均值殆架的模型安装方法及要求。

【实验内容】

用均值殆架练习模型安装。

【实验学时】

4 学时。

【实验用品】

1. 实验器械　均值殆架、橡皮碗和调刀、胶枪、手术刀、直手机、磨头、电子秤、量杯。

2. 实验材料　零膨胀石膏、水、配重板、胶棒、橡皮筋、凡士林、胶布。

【实验步骤】

1. 安装准备　均值殆架在技工室的种类较多，下面以 ArtexNK 型均值殆架为例来介绍模型安装的方法。

（1）殆架准备

1）清洁殆架　模型安装前将殆架上的石膏残渣、污物等清洗干净，尤其是切导针固定槽内、髁球表面、髁槽内、殆架底部支撑点等部位（图 7-1），以免影响殆架精度。

2）检查殆架

①确认殆架部件完整及准确性良好。

②将殆架切导针刻度归零（图 7-2），锁定殆架各螺钉，使其只能做开闭运动。

3）安装备件（图 7-3）

①在殆架的切导针和侧柱凹槽内放置一橡皮筋，形成假想殆平面。

②插入切点指针，注意应将指针插到底。

③在𬌗架下颌体后部标记出中线。

④放置上、下颌体的配重板。

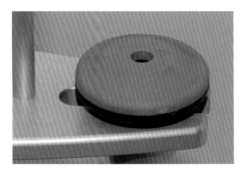

A. 切导针的固定槽

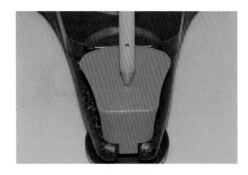

B. 切导盘

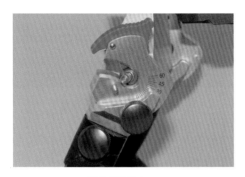

C. 髁球及髁槽内

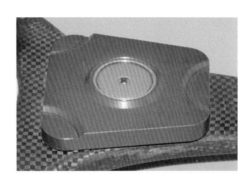

D. 上、下颌体

图 7-1　𬌗架各部件

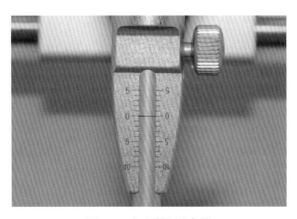

图 7-2　切导针刻度归零

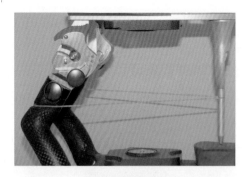

A. 放置橡皮筋

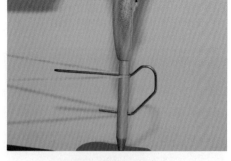

B. 插入切点指针

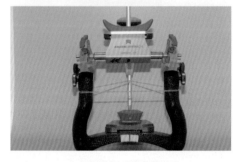

C. 标记𬌗架后部中线

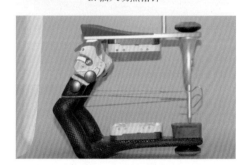

D. 放置上、下颌体配重板

图 7-3　安装备件

（2）模型准备

1）检查咬合关系：

①用手术刀去除咬合面的瘤子（图 7-4），并用咬合纸检查牙尖交错位的咬合（图 7-5），调整咬合高点，观察牙体磨耗小面，确保紧密的对位关系。

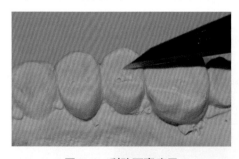

图 7-4　刮除石膏瘤子

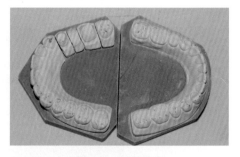

图 7-5　调整咬合

②用手术刀修整𬌗记录，切除覆盖基牙和余留牙颊舌面及进入外展隙部分（图 7-6），使眼睛可直接观察到𬌗记录与上下颌模型的复位情况（图 7-7）。

2）转移上颌模型的中线至下颌模型上（图 7-8），并把中线延伸到模型后部（图 7-9），确保模型在𬌗架中的左右位置准确。

3）固定组模型在模型底部放置配套的磁性底板（图 7-10），如果无配套的磁性底板，应将模型底部暴露的代型钉孔用胶布或蜡封闭（图 7-11），防止模型安装时石膏进入钉孔，影响代型的摘出与就位。如果是活动组模型，则需在模型底部磨出固位沟（图

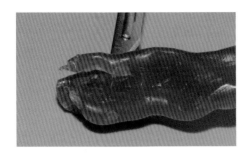

图 7-6　殆记录的修整

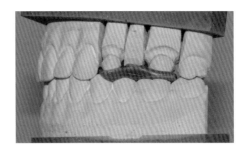

图 7-7　确定咬合关系

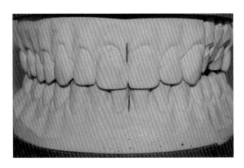

图 7-8　转移上颌中线至下颌模型上

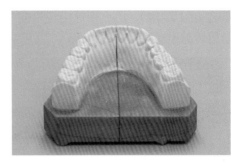

图 7-9　转移到模型后部

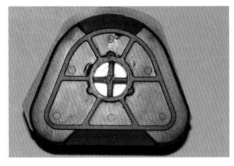

A. 修整好的工作模型

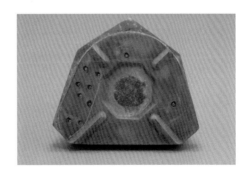

B. 放置配套的磁性底板

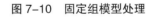

图 7-10　固定组模型处理

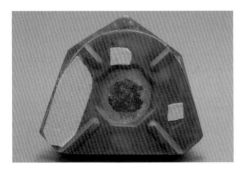

图 7-11　用胶布或蜡封闭钉孔

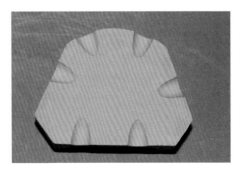

图 7-12　磨出固位沟

7-12），增加模型与石膏的结合力。

2. 模型安装

（1）下颌模型的安装

①在下颌体配重板底面涂布凡士林，以利于后期石膏的拆除清洁。

②观察下颌模型与配重板之间的距离（图 7-13），如距离过大超过 1.5cm，则需分次安装。

③按比例调适量零膨胀石膏（呈奶油状）放置于下颌体配重板上，将下颌模型固定其上，然后调整下颌模型，使其处于适当位置。模型位置要求：1|1 切缘切点与 7|7 的远中颊尖或磨牙后垫 2/3 处连线构成的平面或者是蜡堤构成的𬌗平面与橡皮筋形成的平面重合（图 7-14）。切点指针尖端指向中线所在牙的切缘处（图 7-15），模型后部中线与𬌗架后部中线一致（图 7-16）。

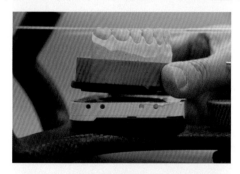

图 7-13 观察下颌模型和配重板间距离

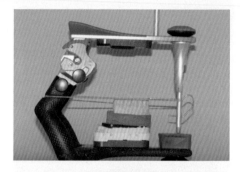

图 7-14 𬌗平面与橡皮筋形成的平面重合

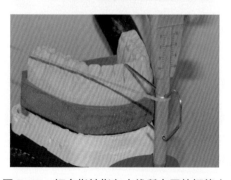

图 7-15 切点指针指向中线所在牙的切缘上

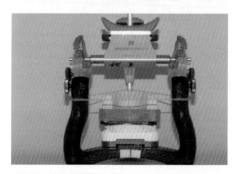

图 7-16 模型后部中线与𬌗架后部中线一致

（2）上颌模型安装

①等下颌固定石膏完全凝固后，从𬌗架上取下下颌模型，把上下模型用熔化的黏胶固定在一起，保证准确的咬合关系（图 7-17）。

②观察上颌模型与配重板之间的距离（图 7-18），如距离超过 1.5cm，则需分次安装（图 7-19）。分次安装的方法：在上颌模型上垫两层包装泡沫，为二次安装石膏预留空间，按比例调适量零膨胀石膏，放置于上颌配体重板上，然后闭合𬌗架。

③石膏凝固后，去掉泡沫垫层（图 7-20），按比例调适量零膨胀石膏放入上颌模型底面和第一次石膏之间，然后轻轻关闭𬌗架，直至切导针接触切导盘（图 7-21）。

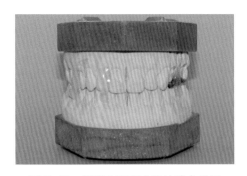

图 7-17 用黏胶固定准确的咬合关系

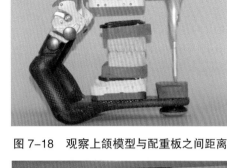

图 7-18 观察上颌模型与配重板之间距离

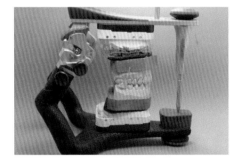

图 7-19 分次安装上颌模型

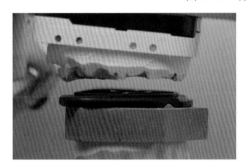

图 7-20 去掉泡沫层后的间隙

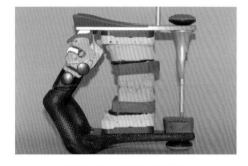

图 7-21 固定上颌模型

（3）模型安装后的检查 检查模型上下颌牙弓间及基牙与𬌗记录对位是否紧密、准确，𬌗架有无晃动，切导针有无升高等。如有问题则应该重新安装模型，以免影响修复体制作质量。

【注意事项】

在均值𬌗架上进行模型安装经常会出现以下误差：

1. 𬌗架上各部件没有调节到正确起始位置。

2. 模型的𬌗平面不平行于𬌗架上的𬌗平面标记。

3. 模型"切牙点"未对准切点指针。

4. 模型中线未对准𬌗架中线（模型发生旋转错位）。

5. 𬌗记录切修不到位，导致咬合关系错误。

【实验报告与评定】

根据模型安装的操作过程及完成质量给予评定。

二、面弓转移模型安装

当临床医生利用面弓进行了颅、颌关系转移并采集了前伸和侧方殆记录时，应使用半可调殆架或全可调殆架进行模型安装。下面以 Artex 全可调殆架为例介绍其模型安装方法。

【目的要求】

通过示教全可调殆架模型安装的过程，了解全可调殆架的模型安装方法及要求。

【实验内容】

示教全可调殆架模型安装。

【实验学时】

4 学时。

【实验用品】

1. 实验器械　全可调殆架、橡皮碗和调刀、胶枪、手术刀、直手机、磨头、电子秤、量杯。

2. 实验材料　配重板、零膨胀石膏、水、胶棒、凡士林、胶布。

【实验步骤】

1. 安装准备

（1）殆架准备

① 清洁殆架：同均值殆架。

② 检查殆架：同均值殆架。

③ 调整殆架：殆架上的两个髁导结构必须调节到零位，根据髁导结构零位关系检查殆架髁球距离是否固定，即两髁球螺栓在殆架上颌体的横梁上是否取得固定距离。

（2）模型准备　全可调殆架的模型准备与均值殆架的模型准备基本相同。

2. 转移颅颌关系　常规转移颅颌关系是靠面弓来进行的，但 Artex 殆架配有转移台，这是为了减少面弓在传送过程中的误差而设计的一种装置。临床医生只需要将万向锁与殆叉传送到技工室，即可利用转移台将颅颌关系转移到殆架上。

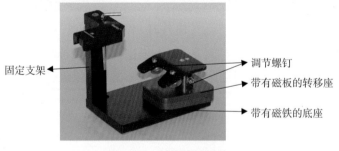

固定支架

调节螺钉

带有磁板的转移座

带有磁铁的底座

图 7-22　转移台的结构

（1）**转移台的结构**　转移台主要由固定支架、调节螺钉、带有磁吸板的转移座、带有磁铁的底座 4 部分组成（图 7-22）。

（2）**转移方法**

① 检查带有殆叉的万向关节各螺钉是否处于拧紧状态。

② 通过旋转螺钉将带有殆叉的万向关节安装在转移台上（图 7-23）。螺钉在转移台

上要复位到底（图 7-24）。

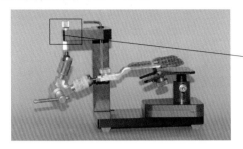
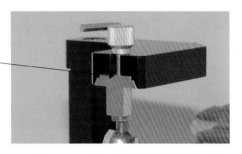

图 7-23　将殆叉及万向关节固定在转移台上　　　　图 7-24　螺钉在转移台上要复位到底

③将转移座的升降螺钉松开，观察殆叉与转移座之间的距离。按水粉比例调好零膨胀石膏，放到转移座上，抬高转移座使石膏托住殆叉，然后固定升降螺钉。抬高螺钉时不可用力过大，以免殆叉变形（图 7-25）。

④待石膏凝固后将万向关节与殆叉分离，殆叉保留在转移座上（图 7-26）。

⑤将带有殆叉的转移座放置于殆架下颌体，并靠磁吸板吸附于带有磁铁的底座上（图 7-27、图 7-28）。

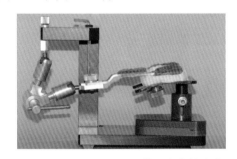
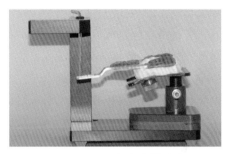

图 7-25　将殆叉及万向关节固定在转移座上　　　　图 7-26　殆叉保留在转移座上

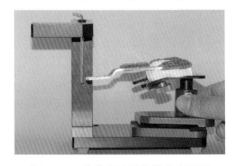
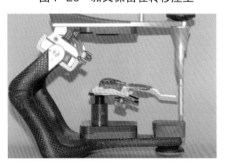

图 7-27　将带有殆叉的转移座取下　　　　图 7-28　将转移座吸附于殆架下颌体上

3. 模型安装

（1）上颌模型的安装

①修整殆叉上咬合印迹的阻挡部位（方法同切修殆记录），将上颌模型按殆叉上的咬合印迹准确复位（图 7-29）。

②关闭殆架观察模型底面与上颌配重板之间的距离，如距离过大，超过 1.5cm，则需分次安装（图 7-30）。

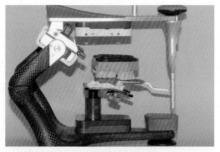

图 7-29 将上颌模型复位于骀叉上

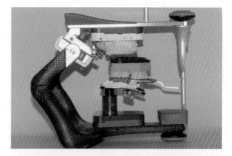

图 7-30 分次安装上颌模型

③打开骀架，按比例调和好零膨胀石膏，一只手固定模型，另一只手用调刀把石膏涂抹在模型底面和第一次石膏之间。

④闭合骀架上颌体，用手指轻轻敲击，使上颌体切导针与切导盘接触（图 7-31）。

（2）下颌模型的安装

①待固定上颌模型的石膏凝固后，打开上颌体将转移座及骀叉一起取出。

②根据骀记录将上下颌模型准确对位并用胶棒固定（图 7-32）。

③将骀架倒置（图 7-33），观察下颌模型与下颌配重板之间的距离，如距离过大则需分次安装（图 7-34）。打开下颌体，将调好的适量的石膏糊用调刀涂抹到下颌模型底面第一次石膏之间，闭合骀架，使切导针与切导盘接触（图 7-35）。待石膏凝固后完成模型安装（图 7-36）。

（3）调节髁导斜度与 Bennett 角　根据临床医生提供的前伸骀记录和侧方骀记录，在骀架上对髁导斜度和 Bennett 角进行调节。

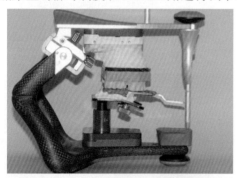

图 7-31 将上颌模型固定在骀架上

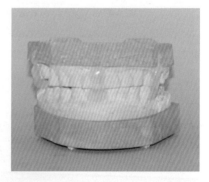

图 7-32 用胶棒固定上下颌模型

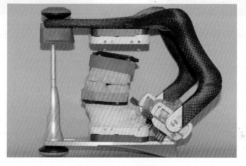

图 7-33 倒置骀架

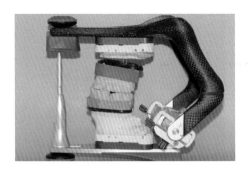

图 7-34 分次安装下颌模型

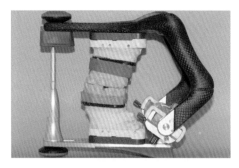

图 7-35 将下颌模型准确固定于𬌗架上

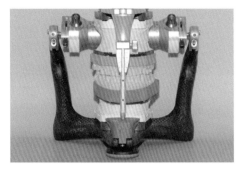

A. 模型安装完成（正面）

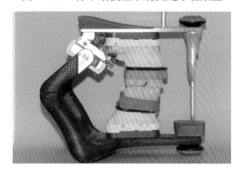

B. 模型安装完成（侧面）

图 7-36 模型安装完成

在全可调或半可调𬌗架上，将𬌗架侧柱上方固定前伸髁导的螺钉旋松，修整前伸𬌗记录后，将前伸𬌗记录放在上下牙列之间，当上下颌模型按此记录对位稳固后（图 7-37），拧紧螺钉并读出数值，即为前伸髁导斜度（图 7-40）。然后将𬌗架侧柱上调整 Bennett 运动的螺钉旋松，用左侧方𬌗记录调节右侧 Bennett 角（图 7-38），拧紧右侧螺钉并读出数值；再用右侧方𬌗记录调节左侧 Bennett 角（图 7-39），拧紧左侧螺钉并读出数值（图 7-40）。如果医生只提供前伸𬌗记录，没有采集侧方𬌗记录，可运用公式计算 Bennett 角。

公式为：侧方髁导斜度（Bennett 角）= 前伸髁导斜度 /8+12

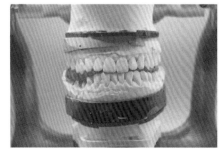

图 7-37 复位前伸𬌗记录

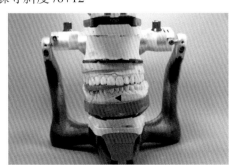

图 7-38 复位左侧方𬌗记录

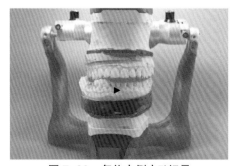

图 7-39 复位右侧方𬌗记录

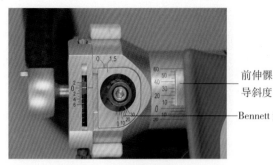 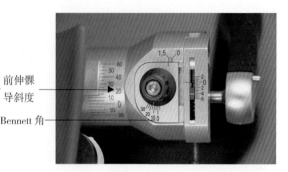

A. 右侧前伸及侧方髁导斜度   B. 左侧前伸及侧方髁导斜度

前伸髁
导斜度

Bennett 角

图 7-40 前伸及侧方髁导斜度

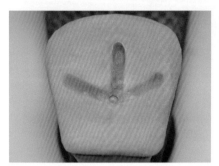

图 7-41 个性化切导盘

（4）个性化切导盘的制作 切导斜度的个性化特征多数情况下采用在切导盘上放置调和好的自凝树脂，通过在𬌗架上模拟患者各种𬌗运动，切导杆产生相应活动，树脂就会记录下该患者的个性化切导轨迹（图 7-41）。临床上对前牙进行冠修复时，医生可以在制备牙体以前，先采集患者的原始状态前牙信息，把此模型安装到𬌗架上并制作个性切导，这样就在𬌗架复原了患者本来的切导轨迹，可以给后续义齿制作提供重要的参考依据。

【注意事项】

1. 万向关节在转移过程中不能移位。

2. 万向关节在转移台上必须复位到底。

3. 上颌模型在𬌗叉上复位要准确。

4. 确定上下模型准确的咬合关系。

5. 切修极限位𬌗记录，使模型准确复位，保证调节出正确的前伸髁导斜度与 Bennett 角。

【实验报告与评定】

书写面弓转移模型安装的操作步骤。

实验二 功能性滴蜡技术

功能性滴蜡技术是以𬌗罗盘为基础，根据功能尖在对颌牙𬌗面的运动方向来指导𬌗面尖、窝、沟、嵴位置的一种滴蜡技术。它不同于解剖式滴蜡技术，突出了患者个性化功能的特点。

滴蜡前应做好以下准备工作：

1. 器材准备 电蜡刀、雕刻刀、滴蜡器、手术刀、软毛刷、可调𬌗架、彩色蜡、分离剂、彩色铅笔（图 7-42 ~ 图 7-45）。

2. 模型准备

（1）模型安装　把上下颌模型安装于可调𬴊架上（图 7-46 ～图 7-48 ）。

（2）调整咬合　模型安装完成后，把咬合纸放于上下牙列之间，轻轻咬合，形成
印迹，少量多次刮除早接触点，直至咬合接触紧密（图 7-49 ～图 7-51 ）。

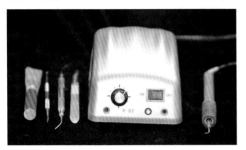

图 7-42　电蜡刀、雕刻刀、滴蜡器、
手术刀、软毛刷

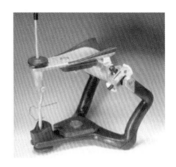

图 7-43　可调𬴊架

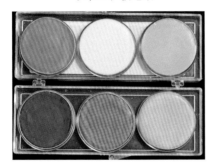

图 7-44　彩色蜡图

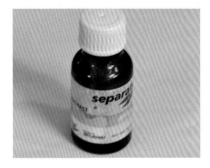

7-45　分离剂

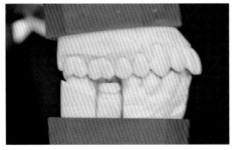

图 7-46　工作模型

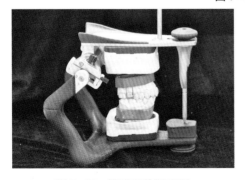

图 7-47　模型安装侧面观

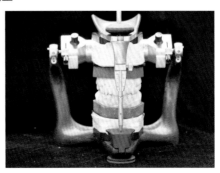

图 7-48　模型安装正面观

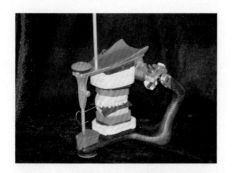

图 7-49　调咬合

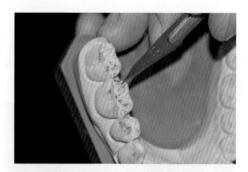

图 7-50　去除早接触点

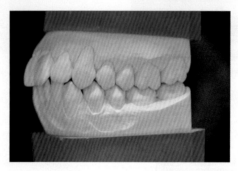

图 7-51　咬合调整完成

（3）绘制𬌗罗盘　用彩色铅笔在模型底座上绘制出一个完整的𬌗罗盘（图 7-52）。

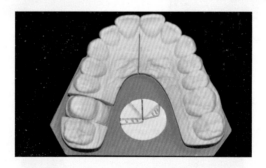

图 7-52　绘制𬌗罗盘

一、上颌第一磨牙的堆制

【目的要求】

1. 通过滴蜡练习，掌握牙列中上颌第一磨牙功能性滴蜡方法。

2. 掌握可调𬌗架的使用方法。

3. 通过滴蜡练习，掌握上颌第一磨牙接触点的位置。

【实验内容】

在模型上完成上颌第一磨牙的功能性滴蜡成形。

【实验学时】

32 学时。

【实验步骤】

1. 制作基底冠并形成平台

（1）浴蜡法制作基底冠，用手术刀切除多余的蜡至颈缘下方 1 ～ 2mm 处（图 7-53、图 7-54）。

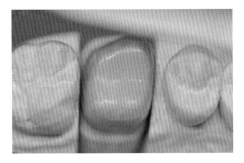

图 7-53　基底冠𬌗面观

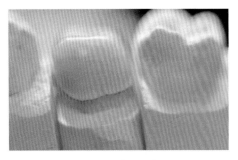

图 7-54　基底冠颊侧观

（2）基底冠上形成平台：用蜡刀头加灰色蜡恢复𬌗面平台。以中央窝最低点为基准形成蜡平台，要求平台与对颌牙之间至少有 1mm 的咬合间隙。然后恢复平台以下轴面形态，邻接要有轻微接触（图 7-55 ～图 7-58）。

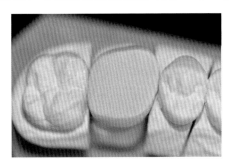

图 7-55　平台𬌗面观

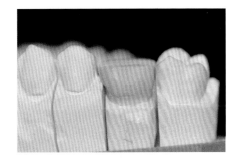

图 7-56　平台颊侧观

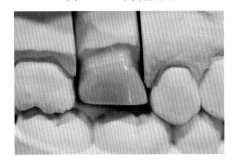

图 7-57　颊侧咬合情况

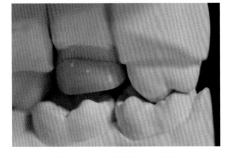

图 7-58　舌侧咬合情况

2. 在平台上确定𬌗罗盘原点，雕刻出功能运动方向

（1）确定原点　牙尖交错𬌗时，下颌第一磨牙远中颊尖顶对应于上颌第一磨牙中央窝的位置，用滴蜡器尖端在平台上标记出此点作为𬌗罗盘的原点，为各种功能运动的起点（图 7-59、图 7-60）。

（2）标记前伸道　前伸道由原点出发向近中方向略偏颊侧，终止于平台近中边缘

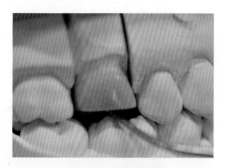

图 7-59 确定原点

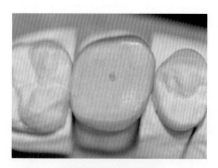

图 7-60 原点位置

处，用滴蜡器尖端刻画出前伸道（图 7-61）。

（3）标记工作道　工作道由原点出发向颊侧方向基本与前伸道垂直，终止于平台颊侧边缘处，用滴蜡器尖端刻画出工作道（图 7-62）。

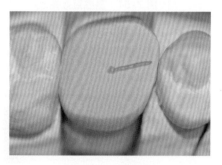

图 7-61 前伸道

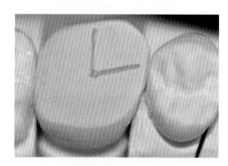

图 7-62 工作道

（4）标记滑行道　滑行道由原点出发偏向舌侧近中，截止于平台近中舌侧边缘处，用滴蜡器尖端刻画出滑行道（图 7-63）。

（5）标记侧方前伸运动线　侧方前伸运动线由原点出发偏向颊侧近中，位于前伸道和工作道之间，终止于近中颊侧平台边缘处，用滴蜡器尖端刻画出侧方前伸运动线（图 7-64）。

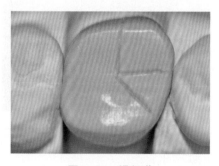

图 7-63 滑行道

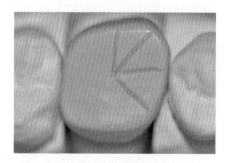

图 7-64 侧方前伸运动线

（6）标记即刻回中运动线　即刻滑行道由原点出发向工作道相反方向约 1mm 转折弯曲与滑行道相连，用滴蜡器尖端刻画出即刻回中运动线（图 7-65）。

（7）标记后退侧方运动线　后退侧方运动线由原点出发向前伸道相反方向 0.5～1.0mm

处转折向颊侧方向，终止于平台颊侧边缘处（图 7-66）。

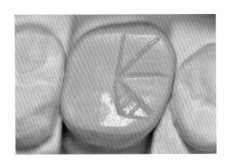

图 7-65　即刻回中运动线

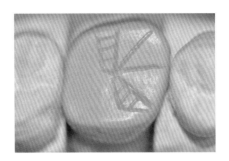

图 7-66　后退侧方运动线

3. 牙尖定点

（1）近中舌尖位置的确定　用绿色蜡球定位于即刻侧移运动范围线上转折处略偏近中（图 7-67）。

（2）远中颊尖位置的确定　用蓝色蜡球定位于后退运动范围线上，略靠近平台边缘处（图 7-67）。

（3）近中颊尖位置的确定　用黄色蜡球定位于侧方前伸运动线上，略靠近平台边缘处（图 7-67）。

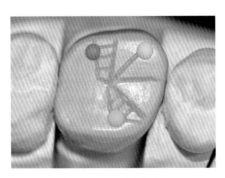

图 7-67　牙尖定点

4. 形成蜡柱　分别把近中舌尖、远中颊尖、近中颊尖的蜡球加高成蜡柱，在𬌗架上检查牙尖交错𬌗，应与对颌无接触，各种功能运动无干扰（图 7-68 ~ 图 7-72）。

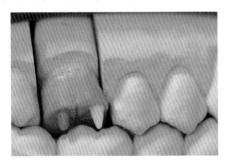

图 7-68　蜡锥形成

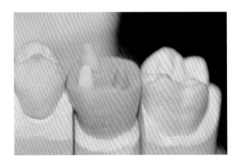

图 7-69　颊侧咬合

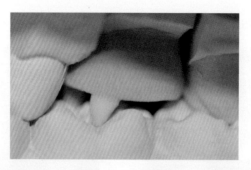

图 7-70　舌侧咬合

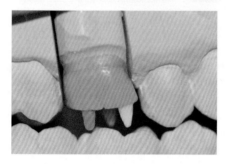

图 7-71　侧方运动无干扰

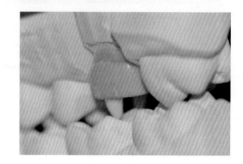

图 7-72　回中运动无干扰

5. 制作蜡锥

（1）制作近中舌尖蜡锥　用绿色蜡恢复近中舌尖蜡锥，蜡锥的近中边界止于滑行道，远中边界止于工作道相反的延长线上。锥尖指向原点。近中舌尖蜡锥正好对应于下颌第一磨牙中央窝，但不能有咬合接触（图 7-73 ~ 图 7-75）。

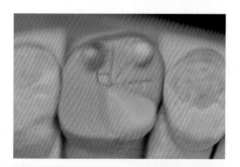

图 7-73　近中舌尖蜡锥

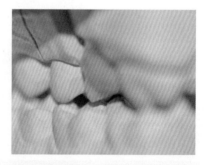

图 7-74　正对下颌第一磨牙中央窝

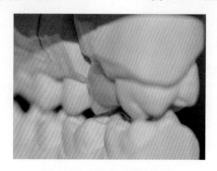

图 7-75　回中运动无干扰

（2）制作远中颊尖蜡锥　用蓝色蜡制作远中颊尖蜡锥，其近中边界止于工作道上，舌侧边界止于前伸道的反延长线上。锥尖指向原点，远中颊尖蜡锥与对颌牙无咬合接触（图7-76、图7-77）。

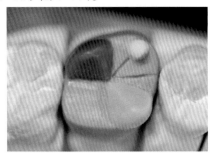

图7-76　远中颊尖蜡锥

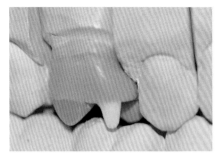

图7-77　颊侧观

（3）制作近中颊尖蜡锥　用黄色蜡制作近中颊尖蜡锥，近中边界止于前伸道，远中边界止于工作道。蜡锥做好后检查颊尖的高度是否在补偿曲线上。上颌第一磨牙的近中颊尖要比远中颊尖短些，侧方前伸运动时，近中颊尖区域刚好是功能区域，因此我们要将近中颊尖修得平些，以免侧方前伸运动产生干扰（图7-78、图7-79）。

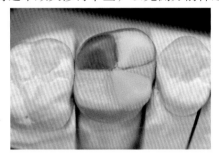

图7-78　近中颊尖蜡锥

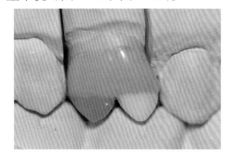

图7-79　颊侧观

（4）锥体检查　锥体完成后，对锥体部的正确位置再一次在𬌗架上进行检查和修正，包括动态和静态。各项检查以𬌗罗盘为基准来进行。在进行功能运动检查时，各锥体不能干扰（图7-80、图7-81）。

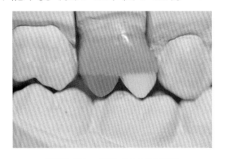

图7-80　侧方运动无干扰

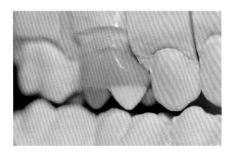

图7-81　回中运动无干扰

6. 完成近中舌尖

（1）形成三角嵴　近中舌尖三角嵴从锥尖处直线延伸向颊侧到中央窝处，在三角嵴上产生第一个接触点，即9号接触点。用标记笔标记出接触区，颜色会把接触区转移至下颌，因此能精确检查到与对颌的接触情况。9号接触点位于舌尖三角嵴靠近舌尖顶处，咬合于下颌第一磨牙远中颊尖三角嵴前置结节靠近中央窝处（图7-82、图7-83）。

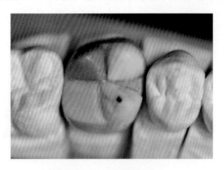

图7-82　9号接触点

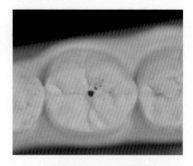

图7-83　对应接触点

（2）形成近中辅助嵴　在近中舌尖三角嵴近中形成近中辅助嵴，辅助嵴要比三角嵴低些。制作辅助嵴不能与三角嵴连在一起，一条裂隙将两者分开（图7-84）。

（3）形成近中牙尖嵴及Carabelli结节　从锥尖顶出发沿舌面近中，形成近中牙尖嵴，靠近牙尖嵴处形成5号接触点。它咬合于下颌第一磨牙近中舌尖三角嵴靠近中央窝处。在近中舌尖的舌侧加蜡形成Carabelli结节（图7-85、图7-86）。

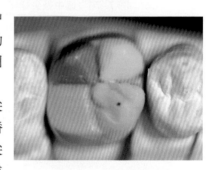

图7-84　近中辅助嵴

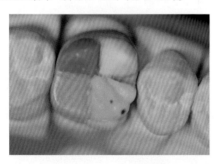

图7-85　5号接触点

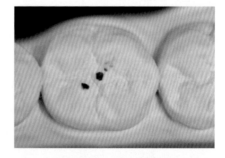

图7-86　对应接触点

（4）形成远中牙尖嵴和斜嵴　从锥尖出发伸向远中，稍向颊侧远中弯曲到达蓝色的远中颊尖锥体处，不是指向中央窝方向。斜嵴形成中央窝的远中边界，它能防止咀嚼时食物从远中流失。先完成斜嵴远中舌侧斜面，然后填充斜嵴与三角嵴之间的空隙，斜嵴上无接触点。在此结构上添加细微解剖特征，并用雕刻刀修整。然后用小的蜡滴堆出远中舌斜面，形成6号接触点。该点位于远中舌斜面靠近牙尖嵴处，比5号接触点略靠龈方，咬合于下颌第一磨牙远中舌尖三角嵴中部。最后用雕刻刀修整近中舌尖两侧边界（图7-87～图7-89）。

（5）功能检查　在𬌗架上做各种功能运动检查，确保不产生干扰（图7-90～图7-92）。

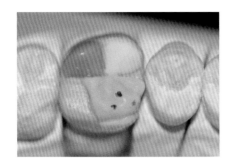

图 7-87 6 号接触点

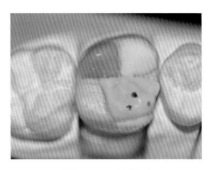

图 7-88 细节图

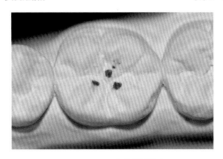

图 7-89 对应接触点

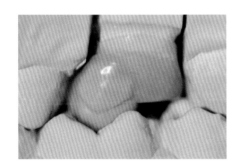

图 7-90 牙尖交错𬌗

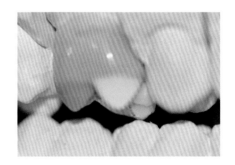

图 7-91 回中运动无干扰

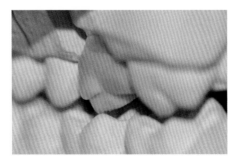

图 7-92 侧方运动无干扰

7. 完成远中颊尖

（1）形成三角嵴 从锥尖出发直接向舌侧方向加蜡至斜嵴处，在三角嵴靠近中央窝处的前置结节上，形成 4 号接触点，咬合于下颌第一磨牙远中颊尖的远中颊斜面上靠近牙尖嵴处（图 7-93、图 7-94）。

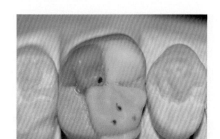

图 7-93　4 号接触点

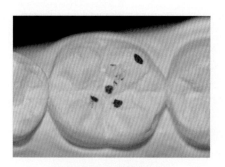

图 7-94　对应接触点

（2）形成近中牙尖嵴和近中辅助嵴　从锥尖出发向近中加蜡至近中颊尖远中边界处，然后弯向舌侧至前置结节处（图 7-95、图 7-96）。

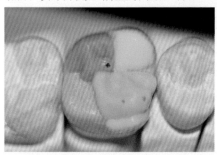

图 7-95　近中牙尖嵴、辅助嵴

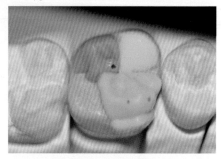

图 7-96　细节图

（3）形成远中牙尖嵴和远中边缘嵴　从锥尖出发向远中加蜡至锥体的舌侧边界处，在远中边缘嵴上形成 2 号接触点，咬合于下颌第二磨牙的近中颊尖的近中牙尖嵴上（图 7-97~ 图 7-99）。

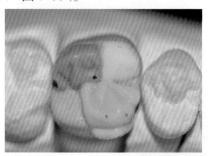

图 7-97　2 号接触点

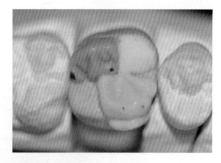

图 7-98　细节图

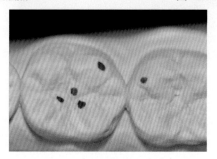

图 7-99　对应接触点

（4）功能检查 在𬌗架上做各种功能运动检查，确保不产生干扰（图7-100～图7-102）。

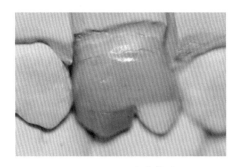

图7-100 牙尖交错𬌗

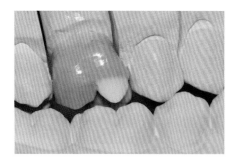

图7-101 侧方运动无干扰

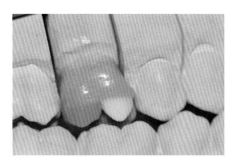

图7-102 前伸运动无干扰

8. 完成近中颊尖

（1）形成三角嵴 从锥尖出发沿远中舌侧方向通往中央窝形成三角嵴，在三角嵴上靠近中央窝处产生一个接触点，即3号接触点，咬合于下颌第一磨牙远中颊尖的近中颊斜面靠近牙尖嵴处（图7-103、图7-104）。

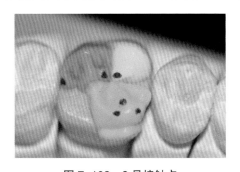

图7-103 3号接触点

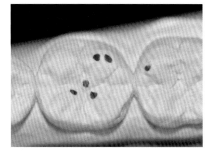

图7-104 对应接触点

（2）形成近中牙尖嵴和近中辅助嵴 从锥尖出发向近中加蜡形成牙尖嵴，然后几乎直角的拐向舌侧𬌗面中央形成近中辅助嵴，舌侧方向不可越过前伸运动线（图7-105）。

（3）形成远中牙尖嵴和远中辅助嵴 从锥尖处向远中方向加蜡止于远中颊尖近中边界，形成远中牙尖嵴。然后拐向舌侧加蜡形成远中辅助嵴，止于远中颊尖的前置结节处（图7-106）。

（4）功能检查 在𬌗架上做各种功能运动，确保不产生干扰（图7-107～图7-109）。

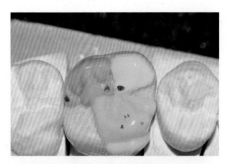

图 7-105　近中牙尖嵴、辅助嵴

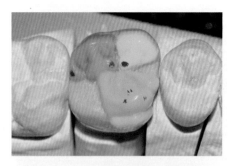

图 7-106　远中牙尖嵴、辅助嵴

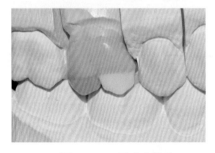

图 7-107　牙尖交错殆

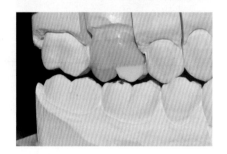

图 7-108　侧方前伸运动无干扰

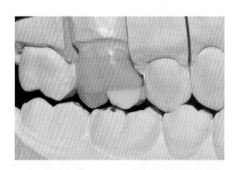

图 7-109　侧方运动无干扰

9. 完成近中边缘嵴

（1）此区段形成一个独立的台式结构，位于近中颊尖与近中舌尖之间，可以看做是近中颊尖与近中舌尖的连接段。用黑色蜡在此区段加蜡形成 1 号接触点，咬合于下颌第一磨牙的近中颊尖的远中牙尖嵴上（图 7-110、图 7-111）。

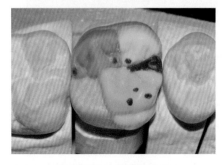

图 7-110　1 号接触点

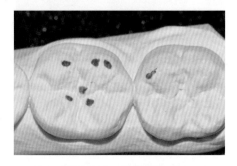

图 7-111　对应接触点

（2）在殆架上做各种功能运动检查，确保不产生干扰（图7-112、图7-113）。

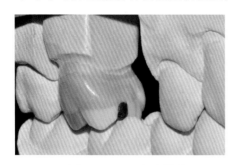

图7-112 牙尖交错殆

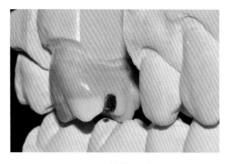

图7-113 前伸运动无干扰

10. 完成远中舌尖

（1）形成蜡锥 在远中舌侧平台上，用灰色蜡堆制一个蜡锥，其锥尖尽可能深入到下颌第一和第二磨牙的殆外展隙（图7-114）。

（2）形成三角嵴 从锥尖处向近中颊侧加蜡形成三角嵴（图7-115）。

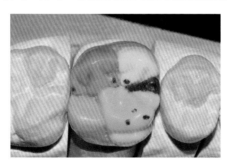

图7-114 远中舌尖蜡锥

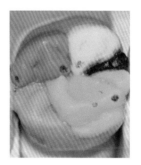

图7-115 形成三角嵴

（3）形成近中牙尖嵴和近中辅助嵴 从锥尖处出发向近中加蜡形成近中牙尖嵴，然后拐向颊侧加蜡形成近中辅助嵴。在近中牙尖嵴上形成8号接触点，咬合于下颌第一磨牙远中尖的远中牙尖嵴上（图7-116、图7-117）。

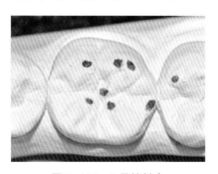

图7-116 8号接触点

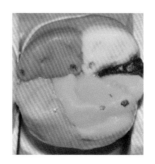

图7-117 对应接触点

（4）形成远中牙尖嵴和远中边缘嵴 从锥尖出发向远中加蜡形成远中牙尖嵴，然后呈弧形弯向颊侧形成远中边缘嵴，止于远中颊尖的远中边缘嵴处。此时在远中牙尖嵴上形成7号接触点，咬合于下颌第二磨牙的近中舌尖近中牙尖嵴上（图7-118、图7-119）。

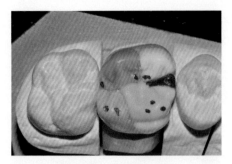

图 7-118　7 号接触点

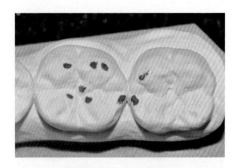

图 7-119　对应接触点

（5）功能检查

在殆架上做各种功能运动，确保不产生干扰（图 7-120 ~ 图 7-122）。

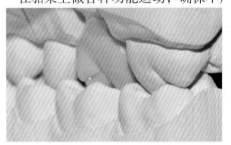

图 7-120　牙尖交错殆

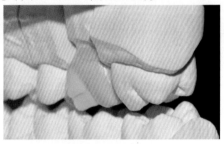

图 7-121　前伸运动无干扰

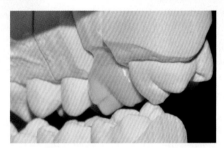

图 7-122　回中运动无干扰

11. 修整颈缘　最后，用手术刀把颈缘以上 1mm 处蜡切除，加红色颈部蜡。用雕刻刀细修边缘，即告完成（图 7-123、图 7-124）。

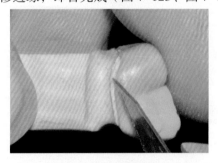

图 7-123　修整颈缘

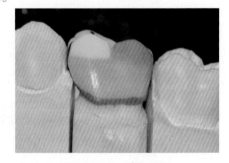

图 7-124　颈缘完成

12. 功能检查　对于制作好的蜡型，我们一定要在殆架上进一步检查其接触点。可以看出，接触点都是位于牙尖或嵴的最凸点的位置。这样，在接触点的周围都存在自由空间，以保证下颌的各种运动不受干扰。这也是髁罗盘给我们的重要指导意义所在（图7-125～图7-132）。

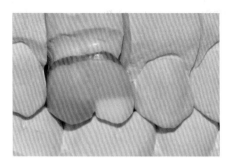

图 7-125　牙尖交错𬌗颊面观

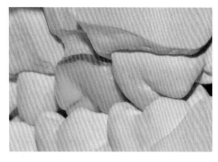

图 7-126　牙尖交错𬌗舌面观

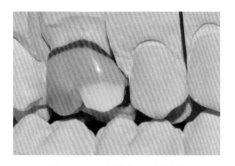

图 7-127　侧方运动颊面观

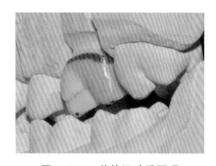

图 7-128　前伸运动舌面观

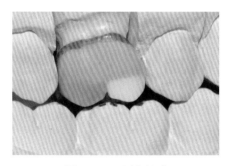

图 7-129　侧方运动

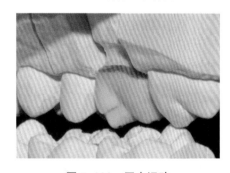

图 7-130　回中运动

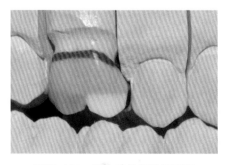

图 7-131　侧方前伸运动颊面观

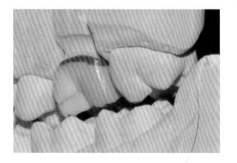

图 7-132　侧方前伸运动舌面观

13. 细修　用雕刻刀对牙齿各个面进行细修，即告完成（图7-133～图7-135）。

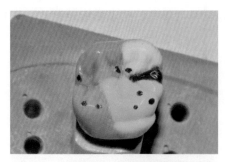

图 7-133　细修𬌗面观

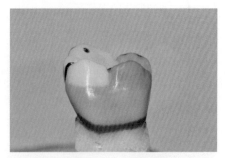

图 7-134　细修颊面观

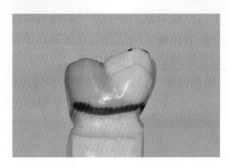

图 7-135　细修舌面观

【注意事项】

1.严格在𬌗架上恢复上颌第一磨牙的功能性𬌗面形态。

2.正确恢复各个咬合的位置。

3.注意每个接触点在各个功能运动中都无阻挡。

【实验报告与评定】

1.叙述上颌第一磨牙冠部的功能性形态特点。

2.根据牙列中上颌第一磨牙冠部蜡型的制作步骤及最终形态评分。

二、下颌第一磨牙的堆制

【目的要求】

1.通过滴蜡练习，掌握牙列中下颌第一磨牙的功能性滴蜡方法。

2.掌握可调𬌗架的使用方法。

3.通过滴蜡练习，掌握下颌第一磨牙咬合接触点的位置。

【实验内容】

在模型上完成下颌第一磨牙的功能性滴蜡成形。

【实验学时】

32 学时。

【制作步骤】

1.制作基底冠并形成平台

（1）浴蜡法制作基底冠，并用手术刀切除颈缘下方 1 ～ 2mm 处以外的蜡（图 7-136、

图 7-137)。

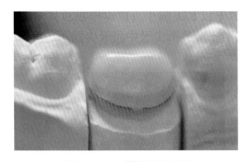

图 7-136 基底冠殆面观

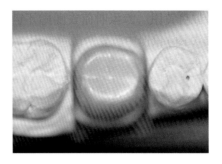

图 7-137 基底冠颊侧观

（2）基底冠上形成平台：用蜡刀蘸灰色蜡在基底冠殆面形成蜡平台，要求平台与对颌牙之间最少留出 1 ~ 2mm 间隙。然后用灰色蜡恢复平台以下轴面形态，邻面恢复轻微接触（图 7-138 ~ 图 7-141 ）。

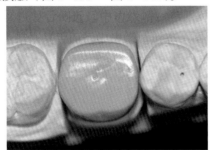

图 7-138 平台殆面观

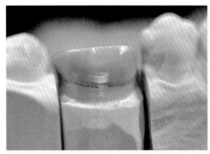

图 7-139 平台颊面观

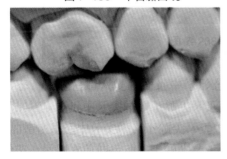

图 7-140 颊侧咬合

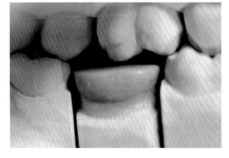

图 7-141 舌侧咬合

2. 在平台上确定殆罗盘原点，雕刻出功能运动方向线

（1）定原点 上颌第一磨牙近中舌尖对应于下颌第一磨牙中央窝的位置，即殆罗盘原点的位置，用滴蜡器尖端在蜡平台上标记出此点，作为各种功能运动的起点（图 7-142、图 7-143 ）。

（2）标记前伸道 前伸道由原点向远中方向，终止于平台远中边缘，用滴蜡器尖端标记出前伸道（图 7-144 ）。

（3）标记工作道 工作道由原点向舌侧方向，垂直于前伸运动线，终止于平台舌侧边缘，用滴蜡器尖端标记出工作道（图 7-145 ）。

（4）标记滑行道 滑行道由原点向颊侧偏远中，用滴蜡器尖端标记出滑行道（图

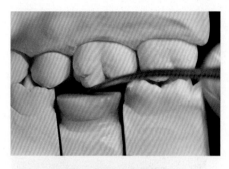

图 7-142　找原点

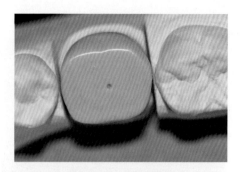

图 7-143　原点位置

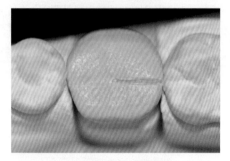

图 7-144　前伸道

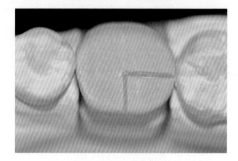

图 7-145　工作道

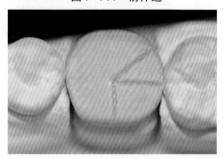

图 7-146　滑行道

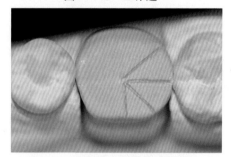

图 7-147　侧方前伸运动线

7-146）。

（5）标记侧方前伸运动线　侧方前伸运动线由原点出发位于前伸道与工作道之间，用滴蜡器尖端标记出侧方前伸运动线（图 7-147）。

（6）标记即刻回中运动线　即刻回中运动线由原点出发向工作道相反方向约 1mm 转折弯曲与滑行道相连，用滴蜡器尖端刻画出即刻回中运动线（图 7-148）。

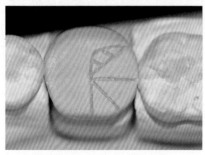

图 7-148　即刻回中运动线

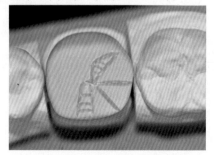

图 7-149　后退侧方运动线

（7）后退侧方运动线　后退侧方运动线由原点出发向前伸道相反方向 0.5 ~ 1.0mm 处转折向舌侧方向，终止于平台舌侧边缘处（图 7-149）。

3. 牙尖定点

（1）远中颊尖定点　远中颊尖位于回中运动边界弯曲部，用蜡刀蘸绿色蜡定位于此处（图 7-150）。

（2）近中舌尖定点　近中舌尖位于后退侧方运动线近中侧，用蜡刀蘸蓝色蜡定位于此处（图 7-150）。

（3）远中舌尖定点　远中舌尖位于侧方前伸运动线上，用蜡刀蘸黄色蜡定位于此处（图 7-150）。

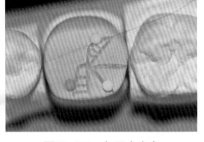

图 7-150　各牙尖定点

4. 定点牙尖加高成蜡柱　分别把远中颊尖、近中舌尖、远中舌尖的蜡球加高成蜡柱，在𬌗架上检查正中关系、各种功能运动均无干扰（图 7-151~ 图 7-155）。

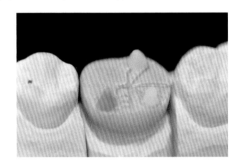

图 7-151　𬌗面观

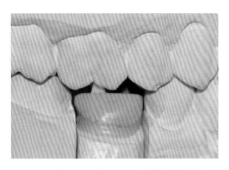

图 7-152　牙尖交错𬌗颊面观

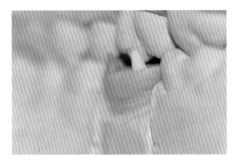

图 7-153　牙尖交错𬌗舌面观

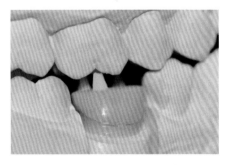

图 7-154　侧方运动无干扰

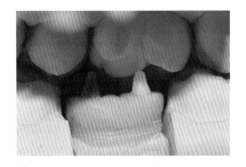

图 7-155　回中运动无干扰

5. 蜡锥制作

（1）制作远中颊尖蜡锥　下颌第一磨牙的远中颊尖蜡锥，指向上颌第一磨牙的中央窝、𬌗罗盘原点的位置。用绿色蜡来堆制，蜡锥的远中边界止于滑行道，近中边界止于工作道反延长线上。恢复远中颊尖舌侧解剖形态。在𬌗架上检查牙尖交错位、各种功能运动均无干扰（图7-156～图7-158）。

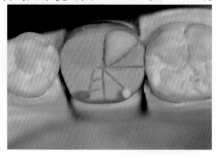

图 7-156　远中颊尖蜡锥

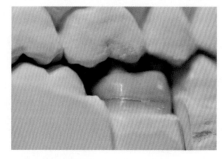

图 7-157　牙尖交错𬌗

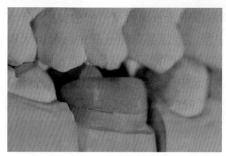

图 7-158　侧方运动无干扰

（2）制作近中舌尖蜡锥　近中舌尖的蜡锥用蓝色蜡来堆制。蜡锥远中边界止于工作道上，颊侧边界止于前伸道的反向延长线上。恢复近中舌尖舌侧解剖形态。在𬌗架上检查牙尖交错𬌗、各种功能运动均无干扰（图7-159、图7-160）。

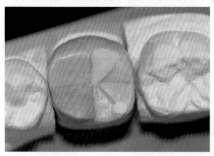

图 7-159　近中舌尖蜡锥

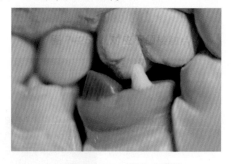

图 7-160　牙尖交错𬌗

（3）制作远中舌尖蜡锥　远中舌尖蜡锥用黄色蜡来堆制。蜡锥近中边界止于侧方运动线上，颊侧边界止于前伸运动线上，恢复远中舌尖舌侧解剖形态。在𬌗架上检查牙尖交错𬌗、各种功能运动均无干扰（图7-161、图7-162）。

（4）锥体检查　锥体完成后，对锥体部的正确位置再一次进行检查和修正，包括动态和静态。各项检查以𬌗罗盘为基准来进行。在进行功能运动检查时，各锥体不能与

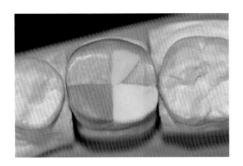

图 7-161 远中舌尖蜡锥

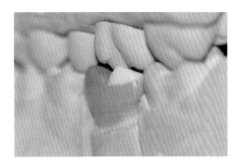

图 7-162 牙尖交错𬌗

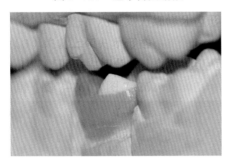

图 7-163 侧方运动无干扰

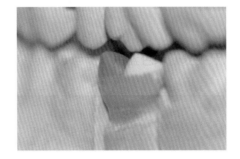

图 7-164 回中运动无干扰

对颌牙发生接触（图 7-163、图 7-164）。

6. 完成远中颊尖

（1）形成三角嵴 从锥尖出发，朝向中央窝加绿色蜡形成三角嵴，并在三角嵴末端形成前置结节。前置结节上形成 9 号接触点，咬合于上颌第一磨牙近中舌尖三角嵴靠近牙尖顶处（图 7-165、图 7-166）。

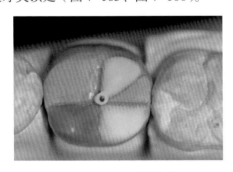

图 7-165 9 号接触点

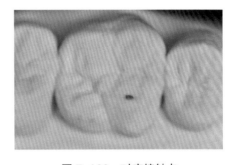

图 7-166 对应接触点

（2）形成近中牙尖嵴和近中辅助嵴 从锥尖处向近中加蜡形成近中牙尖嵴，拐向舌侧止于前置结节处形成近中辅助嵴。在近中颊斜面靠近近中牙尖嵴处形成 3 号接触点，咬合于上颌第一磨牙近中颊尖三角嵴靠近中央窝处（图 7-167、图 7-168）。

（3）形成远中牙尖嵴和远中辅助嵴 从锥尖向远中略偏舌侧加蜡形成远中牙尖嵴，拐向舌侧止于前置结节处形成远中辅助嵴。在远中颊斜面靠近远中牙尖嵴处形成 4 号接触点，咬合于上颌第一磨牙远中颊尖三角嵴靠近中央窝处（图 7-169、图 7-170）。

（4）功能检查 在𬌗架上检查各种功能运动有无障碍（图 7-171 ~ 图 7-173）。

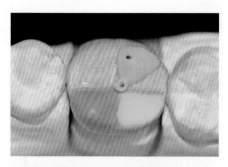

图 7-167　3 号接触点

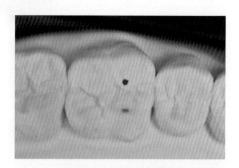

图 7-168　对应接触点

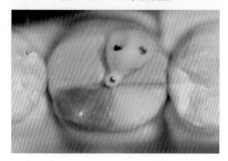

图 7-169　4 号接触点

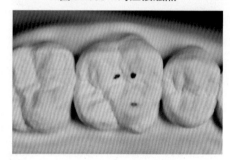

图 7-170　对应接触点

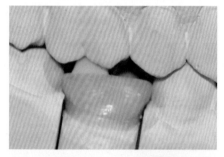

图 7-171　牙尖交错殆

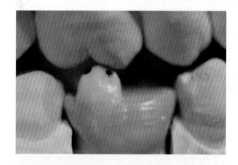

图 7-172　侧方运动无干扰

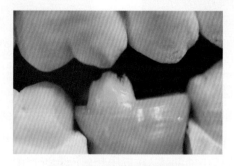

图 7-173　前伸运动无干扰

7. 完成近中舌尖

（1）形成三角嵴　从锥尖出发，偏向远中颊侧，到达中央窝的位置形成三角嵴，并在三角嵴的前方形成前置结节，在前置结节上形成 5 号接触点，咬合于上颌近中舌尖近中舌斜面靠近牙尖嵴处（图 7-174、图 7-175）。

（2）形成近中牙尖嵴和近中辅助嵴　从锥尖处向近中加蜡形成近中牙尖嵴，拐向

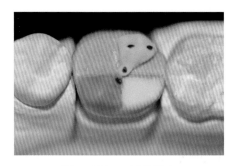

图 7-174　5 号接触点

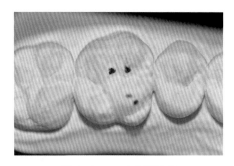

图 7-175　对应接触点

颊侧止于近中舌尖边界处形成近中辅助嵴（图 7-176）。

（3）形成远中牙尖嵴和远中辅助嵴　从锥尖处向远中加蜡形成远中牙尖嵴，拐向颊侧止于近中舌尖边界处形成远中辅助嵴（图 7-177）。

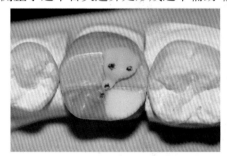

图 7-176　近中牙尖嵴、辅助嵴

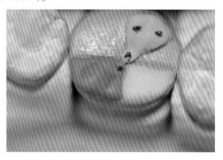

图 7-177　远中牙尖嵴、辅助嵴

（4）功能检查　在𬌗架上检查各种功能运动有无障碍（图 7-178）。

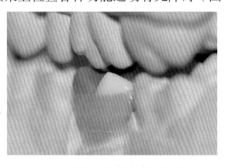

图 7-178　侧方运动无干扰

8. 完成远中舌尖

（1）形成三角嵴　从锥尖出发，偏向近中颊侧，到达中央窝的位置形成三角嵴。三角嵴上形成 6 号接触点，咬合于上颌近中舌尖远中舌斜面靠近牙尖嵴处（图 7-179、图 7-180）。

（2）形成近中牙尖嵴和近中辅助嵴　从锥尖处向近中加蜡形成远中牙尖嵴，拐向颊侧止于远中舌尖蜡锥边界处形成近中辅助嵴（图 7-181）。

（3）形成远中牙尖嵴和远中辅助嵴　从锥尖处向远中加蜡形成远中牙尖嵴，拐向颊侧止于近中舌尖蜡锥边界处形成远中辅助嵴（图 7-182）。

（4）功能检查　在𬌗架上检查各种功能运动有无障碍（图 7-183）。

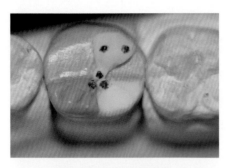

图 7-179　6 号接触点

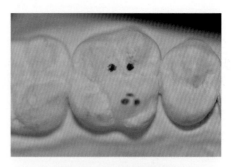

图 7-180　对应接触点

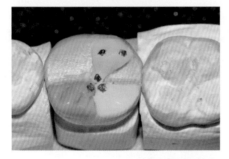

图 7-181　近中牙尖嵴、近中辅助嵴

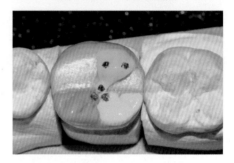

图 7-182　远中牙尖嵴、辅助嵴

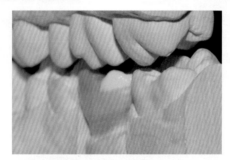

图 7-183　侧方前伸无干扰

9. 完成近中颊尖

（1）**形成蜡锥**　首先用灰色蜡堆制一个蜡锥，其尖部指向上颌第二前磨牙和第一磨牙之间的邻面，恢复近中颊尖颊侧解剖形态（图 7-184）。

（2）**形成三角嵴**　从锥尖出发，直接向舌侧出发到达近中舌尖蜡锥边界处形成三角嵴（图 7-185）。

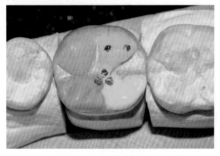

图 7-184　形成蜡锥

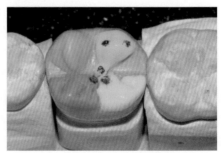

图 7-185　形成三角嵴

（3）形成近中牙尖嵴和近中辅助嵴 从锥尖处向近中加蜡形成近中牙尖嵴，在近中牙尖嵴上形成2号接触点，咬合于上颌第二前磨牙的远中辅助嵴上。然后拐向舌侧止于近中舌尖边界处形成近中辅助嵴，该嵴与下颌第二前磨牙形成邻面接触（图7-186、图7-187）。

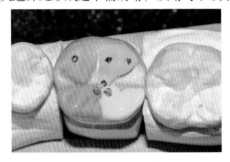

图7-186 2号接触点

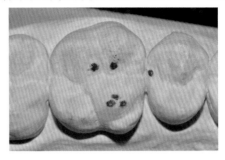

图7-187 对应接触点

（4）形成远中牙尖嵴和远中辅助嵴 从锥尖处向远中加蜡形成远中牙尖嵴，在远中牙尖嵴上形成1号接触点，咬合于上颌第一磨牙的近中辅助嵴。然后拐向舌侧止于近

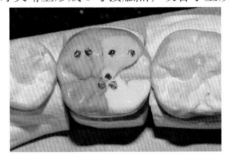

图7-188 1号接触点

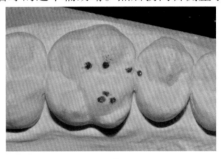

图7-189 对应接触点

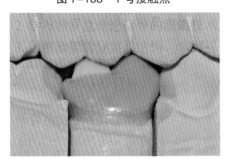

图7-190 牙尖交错𬌗

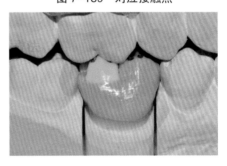

图7-191 侧方运动无干扰

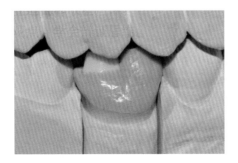

图7-192 回中运动无干扰

中舌尖三角嵴的前置结节处形成远中辅助嵴（图7-188、图7-189）。

（5）功能检查　在𬌗架上检查各种功能运动有无障碍（图7-190～图7-192）。

10. 完成远中尖　首先用黑色蜡堆制一个蜡锥，其三角嵴从锥尖处向近中舌侧延伸至中央窝。完成近远中辅助嵴，远中辅助嵴上产生8号接触点，咬合于上颌第一磨牙远中舌尖近中舌斜面（图7-193～图7-195）。

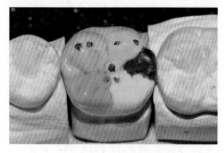

图7-193　8号接触点

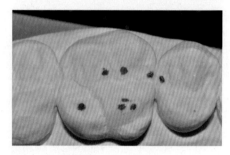

图7-194　对应接触点

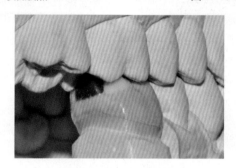

图7-195　牙尖交错𬌗

11. 修整颈缘　最后，用手术刀把颈缘以上1mm处蜡切除，加红色颈缘蜡。用雕刻刀细修边缘，即告完成（图7-196、图7-197）。

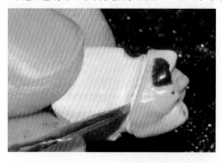

图7-196　修整颈缘

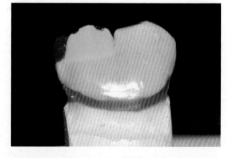

图7-197　颈缘完成

12. 功能检查　对于制作好的蜡型，我们一定要在𬌗架上进一步检查其接触点。可以看出，接触点都是位于牙尖或嵴的最凸点的位置。这样，在接触点的周围都存在凹陷，以保证下颌的各种运动不受阻碍。这也是𬌗罗盘给我们的重要指导意义所在（图7-198～图7-205）。

13. 细修　用雕刻刀对各个面进行细微修整，即告完成（图7-206～图7-208）。

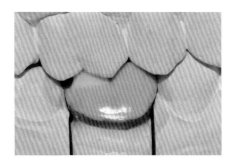

图 7-198 牙尖交错𬌗颊侧观

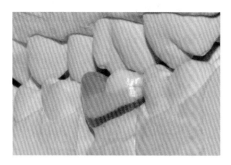

图 7-199 牙尖交错𬌗舌侧观

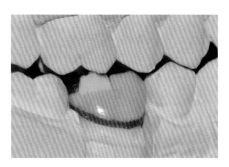

图 7-200 前伸运动颊侧观无干扰

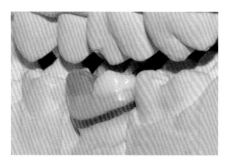

图 7-201 前伸运动舌侧观无干扰

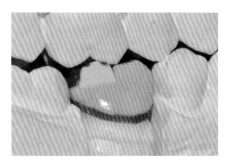

图 7-202 侧方运动无干扰

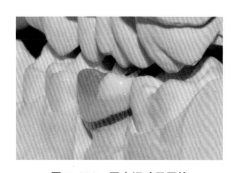

图 7-203 回中运动无干扰

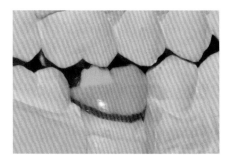

图 7-204 侧方前伸运动无干扰

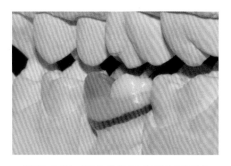

图 7-205 侧方前伸回中运动无干扰

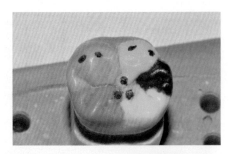

图 7-206　细修𬌗面观

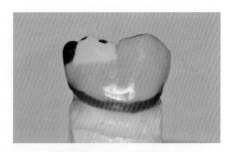

图 7-207　细修颊面观

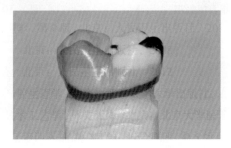

图 7-208　细修舌面观

【注意事项】

1.严格在𬌗架上恢复下颌第一磨牙的功能性𬌗面形态。

2.正确恢复各个接触点的位置。

3.注意每个接触点在各个功能运动中都无阻挡。

【实验报告与评定】

1.叙述下颌第一磨牙冠部的功能性形态特点。

2.根据牙列中上颌第一磨牙冠部蜡型的制作步骤及最终形态评分。

三、前牙的堆制

下颌功能运动时，前牙主要起导向作用，从而保护后牙。我们这里采用功能性前牙滴蜡技术，以𬌗罗盘为基础，恢复上下颌前牙接触点，重点制作上颌前牙舌面的形态，使其恢复患者原有的导向作用，正常行使功能。

【目的要求】

1.通过滴蜡练习，掌握牙列中上下前牙功能性滴蜡的方法。

2.掌握可调𬌗架的使用方法。

3.通过滴蜡练习，掌握上下前牙接触点的位置。

【实验内容】

在模型上完成上下前牙的功能性滴蜡成形。

【实验学时】

32 学时

【方法步骤】

1.制作基底冠　用浴蜡法分别制作基底冠（图 7-209 ～图 7-211）。

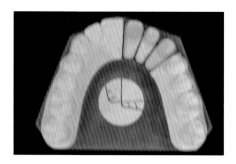

图 7-209　上颌前牙基底冠

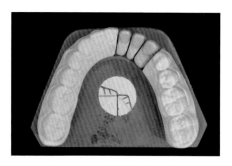

图 7-210　下颌前牙基底冠

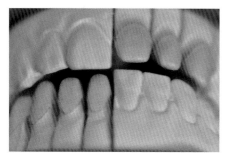

图 7-211　检查咬合情况

2. 形成锥体　在基底冠上用绿色蜡加高成锥体。根据对侧同名牙的高度、牙弓弧度来确定锥体的高度和位置。下颌锥体的高度主要由上下颌牙齿的咬合关系决定，形成合适的覆𬌗、覆盖，但不与对颌牙接触。锥体要求恢复颈 1/3 解剖形态（图 7-212 ~ 图 7-219）。

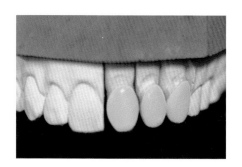

图 7-212　上颌唇面观

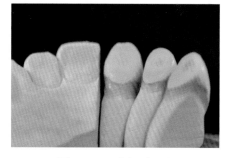

图 7-213　上颌舌面观

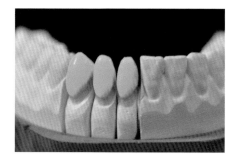

图 7-214　下颌唇面观

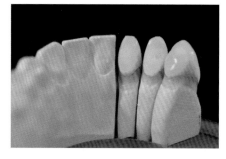

图 7-215　下颌舌面观

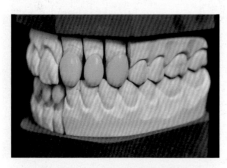

图 7-216　牙尖交错𬌗左侧观

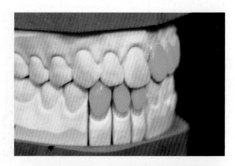

图 7-217　牙尖交错𬌗右侧观

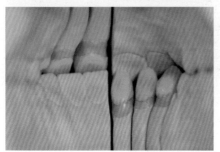

图 7-218　牙尖交错𬌗舌面观

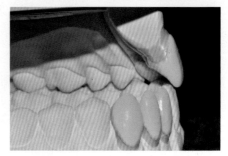

图 7-219　牙尖交错𬌗侧面观

3. 恢复下颌前牙形态

（1）恢复下颌中切牙形态

①恢复近远中切角：下颌中切牙近远中切缘参与下颌前伸运动，用黑色蜡恢复近远中切角。根据对侧同名牙确定该牙的宽度（图 7-220、图 7-221）。

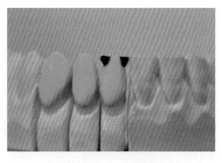

图 7-220　唇面观

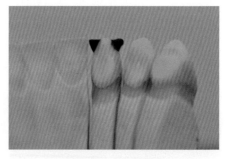

图 7-221　舌面观

②恢复舌面近远中边缘嵴：参照对侧同名牙，用黑色蜡恢复舌面近远中边缘嵴形

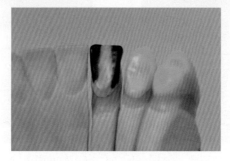

图 7-222　近远中边缘嵴

态（图7-222）。

③恢复唇面近远中缘和切缘：参照对侧同名牙，用黑色蜡恢复唇面近远中缘形态，与左侧中切牙近中面形成接触。加蜡恢复切缘，下颌中切牙切缘近中部分与上颌中切牙舌面近中边缘嵴形成接触点。在𬌗架上做前伸运动，下颌中切牙切缘沿着上颌中切牙近

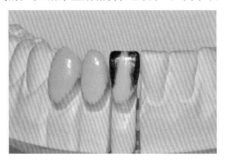

图7-223　唇面近远中缘

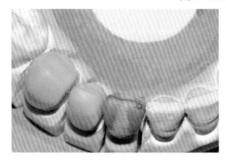

图7-224　形成接触点

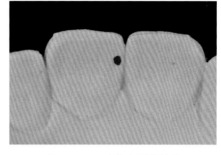

图7-225　对应上颌接触点

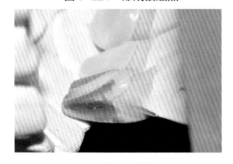

图7-226　牙尖交错𬌗侧面观

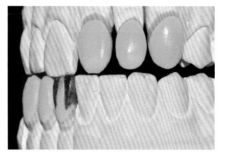

图7-227　前伸运动

中边缘嵴向前顺畅滑行，至切缘相对（图7-223～图7-227）。

④细修形态：用雕刻刀细修牙齿形态。

（2）恢复下颌侧切牙形态

①恢复近远中切角：下颌中切牙近中切缘参与下颌前伸运动，用黑色蜡恢复近中切角。下颌中切牙远中切缘参与下颌侧方前伸运动，用黄色蜡恢复远中切角（图7-228）。

②恢复舌面近远中边缘嵴：参照对侧同名牙，用黑色蜡恢复舌面近中边缘嵴形态，用黄色蜡恢复舌面远中边缘嵴形态（图7-229）。

③恢复唇面近远中缘和切缘：参照对侧同名牙，用黑色蜡恢复唇面近中缘形态，用黄色蜡恢复唇面远中缘形态，与中切牙远中形成近中邻面接触。加蜡恢复切缘，下颌侧切

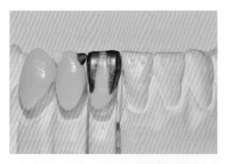

图 7-228　近远中切角唇面观

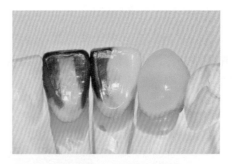

图 7-229　近远中边缘嵴

牙切缘近中部分与上颌中切牙舌面远中边缘嵴形成接触点。下颌侧切牙切缘远中部分与上颌侧切牙舌面近中边缘嵴形成接触点。在𬌗架上做前伸运动，下颌中切牙切缘沿着上颌中切牙近中边缘嵴向前顺畅滑行，至切缘相对。在𬌗架上做侧方前伸运动，下颌中切牙切缘沿着上颌侧切牙近中边缘嵴向侧前顺畅滑行，至切缘相对（图 7-230 ~ 图 7-235）。

④细修形态：用雕刻刀细修牙齿形态。

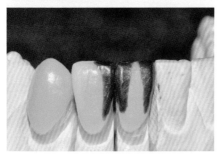

图 7-230　近远中缘

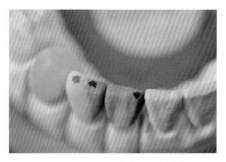

图 7-231　切缘上接触点

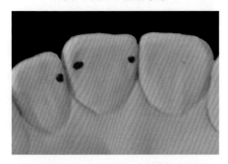

图 7-232　对应上颌接触点

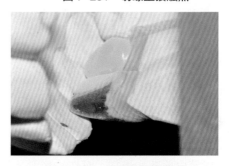

图 7-233　正中咬合侧面观

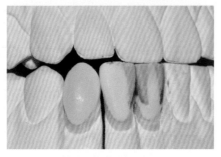

图 7-234　前伸运动

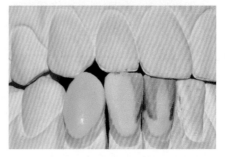

图 7-235　侧方前伸运动

（3）恢复下颌尖牙形态

①恢复近远中切角：下颌尖牙近中牙尖嵴参与下颌侧方前伸运动，用黄色蜡恢复近中切角。下颌尖牙远中牙尖嵴参与下颌侧方运动，用蓝色蜡恢复远中切角（图7-236、图7-237）。

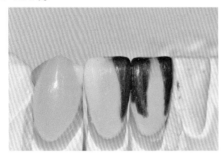 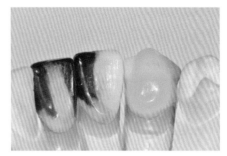

图7-236 唇面观　　　　　　　　　　　　　图7-237 舌面观

②恢复舌侧近远中边缘嵴：参照对侧同名牙，用黄色蜡恢复舌面近中边缘嵴形态，用蓝色蜡恢复舌面远中边缘嵴形态（图7-238）。

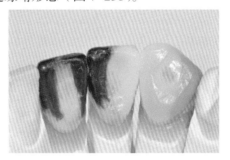

图7-238 舌面近远中边缘嵴

③恢复唇面近远中缘和近远中牙尖嵴：参照对侧同名牙，用黄色蜡恢复唇面近中缘形态，用蓝色蜡恢复唇面远中缘形态，与侧切牙远中、第一前磨牙近中形成邻面接触。加蜡恢复近中牙尖嵴，下颌尖牙近中牙尖嵴与上颌侧切牙舌面远中边缘嵴形成接触点。加蜡恢复远中牙尖嵴，下颌尖牙远中牙尖嵴与上颌尖牙舌面近中边缘嵴形成接触点。在𬌗架上做侧方前伸运动，下颌尖牙近中牙尖嵴沿着上颌侧切牙舌面远中边缘嵴向侧前顺畅滑行，至切缘相对。在𬌗架上做侧方运动，下颌尖牙远中牙尖嵴沿着上颌尖牙舌面近中边缘嵴顺畅滑行，至牙尖嵴相对（图7-239~图7-245）。

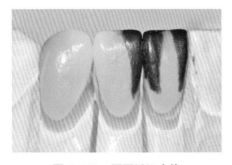 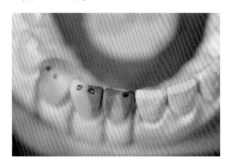

图7-239 唇面近远中缘　　　　　　　　　图7-240 牙尖嵴上接触点

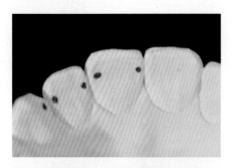

图 7-241　对应上颌接触点

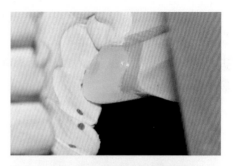

图 7-242　正中咬合侧面观

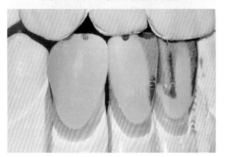

图 7-243　侧方运动

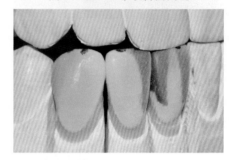

图 7-244　侧方前伸运动

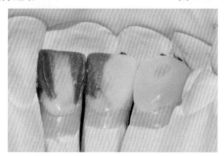

图 7-245　牙尖交错殆舌面观

④细修形态：用雕刻刀细修牙齿形态。

4.恢复上颌前牙形态

（1）恢复上颌中切牙形态

①恢复近远中切角：上颌中切牙近远中边缘嵴参与下颌前伸运动，用黑色蜡恢复近远中切角（图 7-246、图 7-247）。

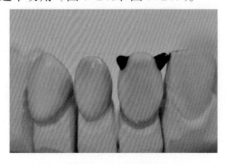

图 7-246　唇面观

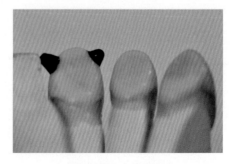

图 7-247　舌面观

②恢复舌面近远中边缘嵴：用黑色蜡恢复舌面近远中边缘嵴形态。

近中边缘嵴与下颌中切牙切缘近中部分形成接触点，远中边缘嵴与下颌侧切牙切缘近中部分形成接触点。在𬌗架上做前伸运动，下颌中切牙切缘和侧切牙近中切缘沿着上颌中切牙近远中边缘嵴向前顺畅滑行，至切缘相对（图7-248～图7-250）。

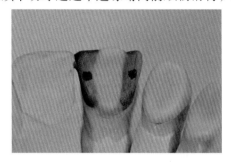

图7-248 舌面近远中边缘嵴

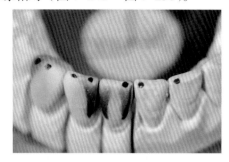

图7-249 对应下颌接触点

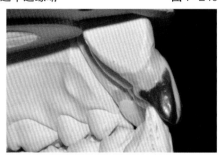

图7-250 牙尖交错𬌗侧面观

③恢复唇面近远中缘：参照对侧同名牙，用黑色蜡恢复唇面近远中缘形态，与对

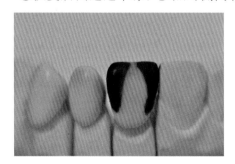

图7-251 近远中缘

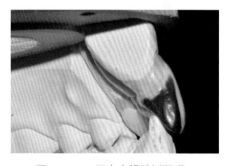

图7-252 牙尖交错𬌗侧面观

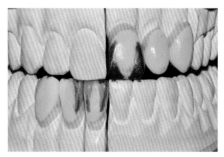

图7-253 前伸运动

侧中切牙形成邻面接触（图7-251～图7-253）。

④细修形态：用雕刻刀细修牙齿形态。

（2）恢复上颌侧切牙形态

①恢复近远中切角：上颌侧切牙近远中切缘参与下颌侧方前伸运动，用黄色蜡恢复近远中切角（图7-254、图7-255）。

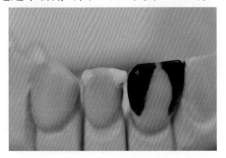
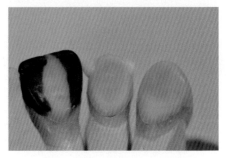

图7-254　近远中切角唇面观　　　　　　图7-255　近远中切角舌面观

②恢复舌面近远中边缘嵴：用黄色蜡恢复舌面近远中边缘嵴形态。

近中边缘嵴与下颌侧切牙切缘远中部分形成接触点，远中边缘嵴与下颌尖牙近中牙尖嵴形成接触点。在𬌗架上做侧方前伸运动，下颌侧切牙切缘远中部分沿着上颌侧切牙近中边缘嵴向右前方顺畅滑行，至切缘相对；尖牙近中牙尖嵴沿着上颌侧切牙远中边缘嵴向右前方顺畅滑行，至切缘相对（图7-256～图7-259）。

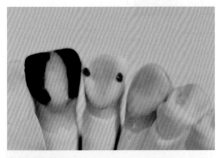
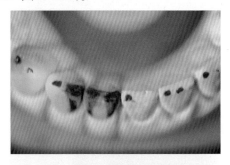

图7-256　近远中边缘嵴　　　　　　图7-257　对应下颌接触点

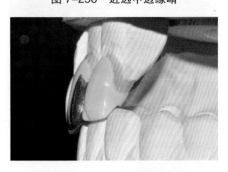
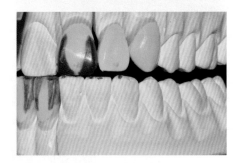

图7-258　牙尖交错𬌗侧面观　　　　　　图7-259　侧方前伸运动

③恢复唇面近远中缘：参照对侧同名牙，用黄色蜡恢复唇面近远中缘形态，与中切牙远中面形成接触（图7-260）。

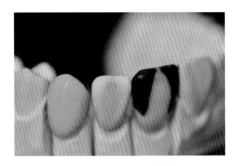

图 7-260　近远中缘

④细修形态：用雕刻刀细修牙齿形态。

（3）恢复上颌尖牙形态

①恢复近远中切角：上颌尖牙近远中部分参与侧方运动，用蓝色蜡恢复尖牙近远中切角（图 7-261、图 7-262）。

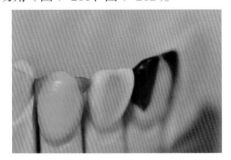

图 7-261　近远中切角唇面观

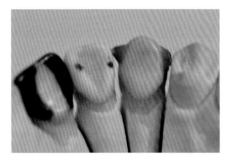

图 7-262　近远中切角舌面观

②恢复舌面近远中边缘嵴：用蓝色蜡恢复舌面近远中边缘嵴形态，与侧切牙远中

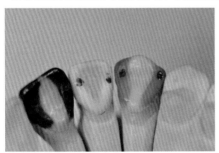

图 7-263　近远中边缘嵴

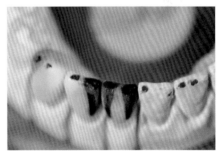

图 7-264　对应接触点

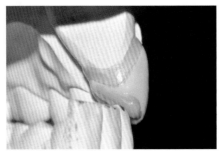

图 7-265　牙尖交错𬌗侧面观

面、第一前磨牙近中面形成邻面接触。近中边缘嵴与下颌尖牙远中牙尖嵴形成咬合接触点，远中边缘嵴与下颌第一前磨牙颊尖近中牙尖嵴形成咬合接触点。在𬌗架上做侧方运动，下颌尖牙远中牙尖嵴沿着上颌尖牙近中边缘嵴向右侧顺畅滑行，至牙尖嵴相对；下颌第一前磨牙近中牙尖嵴沿着上颌尖牙远中边缘嵴向右侧顺畅滑行，至牙尖嵴相对（图7-263 ~ 图7-265）。

③恢复唇面近远中缘和牙尖嵴：参照对侧同名牙，用蓝色蜡恢复唇面近远中缘和近远中牙尖嵴形态（图7-266、图7-267）。

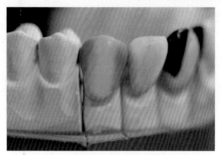

图7-266　唇面近远中缘

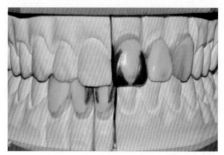

图7-267　牙尖交错𬌗唇面观

④细修形态：用雕刻刀细修牙齿形态。

5. 修整颈缘　用雕刻刀把颈缘以上1mm处蜡切掉，加红色颈缘蜡，细修（图7-268、图7-269）。

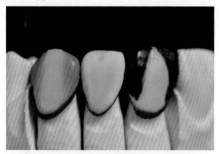

图7-268　上颌颈缘修整完成

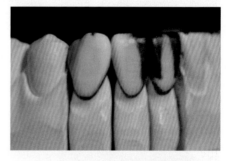

图7-269　下颌颈缘修整完成

6. 功能检查　在𬌗架上做各种功能运动，检查上下颌牙齿运行是否顺畅（图7-270 ~ 图7-281）。

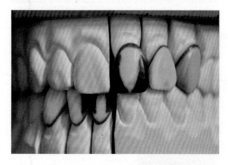

图7-270　牙尖交错𬌗唇面观

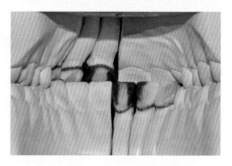

图7-271　牙尖交错𬌗舌面观

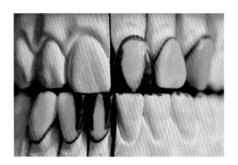

图 7-272 前伸运动唇面观

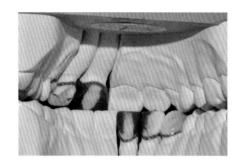

图 7-273 前伸运动舌面观

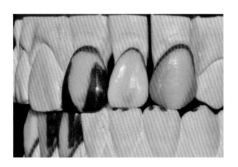

图 7-274 左侧侧方前伸运动唇面观

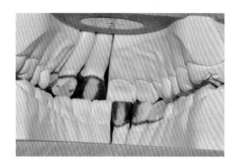

图 7-275 左侧侧方前伸运动舌面观

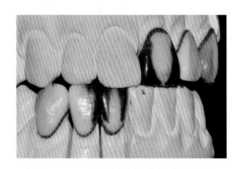

图 7-276 右侧侧方前伸运动唇面观

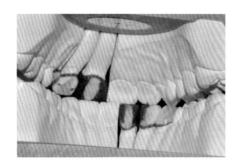

图 7-277 右侧侧方前伸运动舌面观

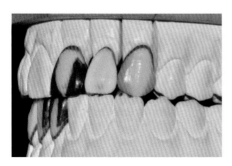

图 7-278 左侧侧方运动唇面观

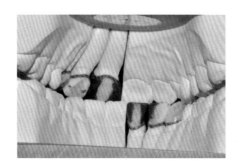

图 7-279 左侧侧方运动舌面观

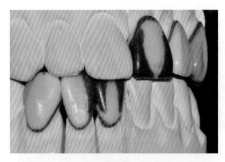

图 7-280　右侧侧方运动唇面观

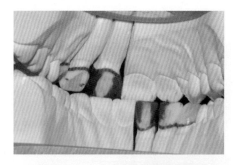

图 7-281　右侧侧方运动舌面观

7. 细修　用雕刻刀将牙齿形态细修后即告完成（图 7-282 ~ 图 7-285）。

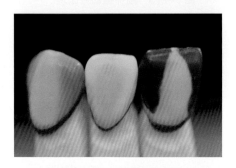

图 7-282　上前牙唇面

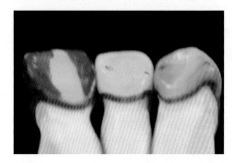

图 7-283　上前牙舌面

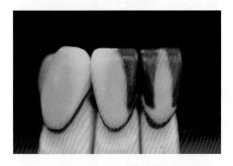

图 7-284　下前牙唇面

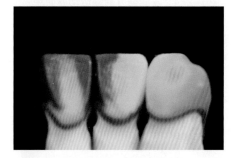

图 7-285　下前牙舌面

【注意事项】

1. 严格在骀架上恢复上下前牙的功能性形态。

2. 正确恢复各个咬合的位置。

3. 注意每个接触点在各个功能运动中都无阻挡。

【实验报告与评定】

1. 叙述上下前牙的功能性形态特点。

2. 根据牙列中上下前牙蜡型的制作步骤和最终形态评分。

附录　优𬌗理论与技术教学大纲

一、课程的性质和任务

优𬌗理论与技术是三年制中等职业技术教育口腔修复工艺技术专业学生的一门必修的专业基础课程。它的主要内容包括咀嚼系统的构成、咬合基本理论、义齿制作所需的咬合信息、𬌗架的分类与结构以及功能性滴蜡技术。通过本课程的学习，使学生掌握咬合的基本概念、咀嚼系统的工作原理，学会把模型以正确的位置安装于𬌗架，学会功能性滴蜡技术，提高学生的基础知识水平和基本技能。

二、课程教学目标

（一）知识教学目标

1. 掌握咬合基本理论。
2. 学习𬌗罗盘理论指导的滴蜡技术。
3. 了解𬌗架的分类及结构、掌握模型安装的方法。

（二）能力培养目标

学会功能性滴蜡技术。

（三）思想教育体系培养目标

1. 培养学生良好的职业道德和敬业精神。
2. 树立辩证唯物主义观点，学会辩证思维。

三、学时分配表

教学内容与顺序	学时数	
	实践数	理论数
第一章 绪论		2
第二章 咀嚼系统		8
第三章 优𬌗的基本理论		20
第四章 义齿制作需要的咬合信息		8
第五章 咬合信息的载体——𬌗架		2
第六章 咬合信息的应用——功能性滴蜡技术		4
第七章 实验教程 实验一 模型安装 一、均值𬌗架模型安装 二、面弓转移模型安装	 4 4	
实验二 功能性滴蜡技术 一、上颌第一磨牙的堆制 二、下颌第一磨牙的堆制 三、前牙的堆制	 32 32 32	
合计	104	44
总学时	148 学时	

四、教学内容和要求

理论模块

教学内容	教学要求		
	了解	熟悉	掌握
第一章 绪论		√	
第二章 咀嚼系统			
第一节 牙与牙列			√
第二节 颌骨		√	
第三节 咀嚼肌		√	
第四节 颞下颌关节		√	
第五节 咀嚼的神经控制	√		
第三章 优𬌗的基本理论			
第一节 参照点、线、面		√	
第二节 下颌的位置		√	
第三节 下颌的运动		√	
第四节 𬌗面的形态与功能			√
第五节 𬌗的规律			√

续表

教学内容	教学要求		
	了解	熟悉	掌握
第四章 义齿制作需要的咬合信息			
第一节 上颌位置的确定	√		
第二节 下颌位置的确定	√		
第三节 前伸𬌗记录与侧方𬌗记录	√		
第五章 咬合信息的载体——𬌗架			
第一节 𬌗架的分类及基本结构		√	
第二节 均值𬌗架使用常见误差		√	
第六章 咬合信息的应用——功能性滴蜡技术			
第一节 𬌗罗盘			√
第二节 𬌗罗盘在前牙区的应用			√
第三节 𬌗罗盘在后牙区的应用			√

实践模块

第七章 实验教程	教学内容	教学要求		
		了解	学会	熟练
实验一：模型安装	均值𬌗架模型安装		√	
	面弓转移模型安装	√		
实验二：功能性滴蜡技术	一、上颌第一磨牙的堆制		√	
	二、下颌第一磨牙的堆制		√	
	三、前牙的堆制		√	

五、大纲说明

1. 本教学大纲仅供三年制口腔修复工艺技术专业教学使用，总学时 148 学时，其中理论教学 44 学时，实践教学 104 学时。

2. 本课程对理论部分教学要求分为掌握、熟悉、了解三个层次；对实践技能要求分为了解、学会、熟练三个层次。

3. 教学建议：本教材引进了目前国际上最先进的功能性滴蜡技术。在最初阶段，学生可能会感觉较难掌握。这就要求大家一定要认真学习𬌗罗盘的理论，充分理解下颌运动对𬌗面形态的影响。

教师在教学中可自己制作模拟下颌运动的教具，尽可能让学生直观地观察下颌运动方向。灵活采用多种教学手段，反复强化学生对𬌗罗盘的认识。

主要参考书目

[1] 皮昕 . 口腔解剖生理学 . 第 6 版 . 北京：人民卫生出版社，2008

[2] 王美青 . 口腔解剖生理学 . 第 7 版 . 北京：人民卫生出版社，2012

[3] 易新竹 . 𬌗学 . 第 2 版 . 北京：人民卫生出版社，2008

[4] 易新竹 . 𬌗学 . 第 3 版 . 北京：人民卫生出版社，2012

[5] 谢秋菲 . 牙体解剖与口腔生理学 . 北京：北京大学医学出版社，2005

[6] Hans H. Caesar. 牙科技术工艺学 . 林文元译 . 北京：北京大学医学出版社，2005

[7] Ulrich Lotzmann. 牙科技工培训丛书 . 第 XII 卷：咬合原理 . 第 5 版 . 慕尼黑：新水星出版社，1998